こうすれば防げる
インプラントオーバーデンチャーのリペア

著 石川高行・山森翔太

クインテッセンス出版株式会社　2013

Tokyo, Berlin, Chicago, London, Paris, Barcelona, Istanbul, Milano, São Paulo, Moscow, Prague, Warsaw, Delhi, Bucharest, and Singapore

序文

　インプラントオーバーデンチャー（IOD）は、インプラント治療の重要なオプションとして、多くの患者や臨床家によって選択されています。インプラント固定性義歯（クラウン、ブリッジ）よりも、必要とされるインプラント体の本数が少なく、しかも歯科技工に要する費用も安価なので、高齢者に多く適用されています。超高齢社会となった現代日本において、これからも施術数は増加すると予想されます。

　しかし、IOD はインプラント体の埋入や義歯の装着までの初期費用こそ、固定性義歯よりも経済的といえますが、補綴物装着後のリペアにおける頻度やそれに要する医療費は、固定性義歯よりも高価になります。この装着後のリペアの回数や費用が、IOD の患者満足度を大きく損なってしまうのです。そして、臨床家を疲れさせてしまいます。

　本書では、IOD の合併症の要因と予防法、さらに壊れにくい IOD の作り方を提案しています。それは『バーソフトアタッチメント インプラントオーバーデンチャー』といいますが、このバーソフトアタッチメント IOD が、『合併症の多い IOD』という印象を変えられるかもしれません。

　本書で、この高い目標を達成できるのかわかりませんが、なるべく医学的な根拠に基づいたデータを用い、それらがパズルのように IOD の欠けている部分を埋められることを祈っています。また、前著の『こうすれば防げるインプラント周囲炎』を読んでいただけたら、IOD の生物学的合併症を予防するのに、有益であると思います。併せて、ご一読いただけたら幸いです。

　今回、このような試みの本をまとめることができたのも、常日頃お世話になっている方々のおかげです。

　ソフトアタッチメントの開発者であり、本書においてもご指導いただいた、大阪歯科大学名誉教授 川原春幸先生。ご多忙の中にもかかわらずご教示いただき、真にありがとうございます。また、ソフトアタッチメントの製作過程を惜しげなくご教示いただいた和田精密歯研株式会社の山口 敦氏を始め社員各位。本当に厚かましいお願いをしてしまったことに対し、お詫びとお礼を申し上げたいと存じます。貴社で製作していただいた IOD の疲労は、この 10 年間まったくありません。ありがとうございました。

序文

　磁性アタッチメントの開磁路タイプと閉磁路タイプについてご教示いただいた、千葉県柏市開業の田中譲治先生に厚く御礼を申し上げます。

　インプラント治療の師匠であり、IOD にソフトアタッチメントを利用することを教えていただいた、埼玉県ふじみ野市開業の師岡通雄先生。至らない弟子ですが、これからもご指導、お願い致します。

　歯科臨床について考えることを教えていただいた師匠、東京医科歯科大学顎関節治療部部長の木野孔司先生。同治療部の先輩、東京都台東区開業の佐藤文明先生。いつも迷惑ばかり掛けて申し訳ございません。

　バーソフトアタッチメントIODを提供してくれる上福岡デンタルラボラトリー歯科技工士の品川良雄氏と、デンタルラボ エボリューション代表　本田 圭氏。辺縁骨の吸収がほとんどないモーステーパージョイントのインプラントシステムを販売している、アルファタイト・インプラントの株式会社ケンテック社長の林靖氏。その他多くの方々にこの場をかりて心から感謝の意を表したい。

　今回も、石川歯科医院スタッフの強力な支援もありました。本の共著者である山森翔太先生。また一緒に、本を書きましょう。医院の受付、当院の顔である山口美穂さんと、笑顔が素敵な3人、山本友花さん、和田淳穂さん、阿部伊吹さん。歯科衛生士、当院の大黒柱の主任 筋野広美さん、冷静で頼れる鈴木やよいさん、陽気な頭脳派の小原舞衣さん。いつもありがとうございます。

　そして、本書のイラストを担当してくれた STYGLE 林 和貴氏。たくさんのイラストを描いてくれたのに、採用しなかったイラストもありました。すみませんでした。今回も、あなたの地頭の良さに幾度も助けていただきました。ありがとうございました。また一緒に、本を作りましょう。

　休日を返上して、執筆を支えていただいたクインテッセンス・デンタル・インプラントロジー編集長の山形篤史氏。午前1時まで一緒に働いてくれたことを、決して忘れません。山形氏からの絶えざる叱咤激励のお陰で、また本ができました。あらためてお礼を申し上げたい。本当にありがとうございました。

　最後に私事ながら、70歳を過ぎたのに、一緒に働き、いろいろと学ばせてくれる父である石川修二に感謝をし、本書を捧げたい。

2013 年 8 月吉日
石川高行

1章 なぜインプラントのオーバーデンチャーは壊れるのか？

1章 1 解剖学的要因
- 1-1-1 IODに影響する顎骨の質と量 ... 8
- 1-1-2 PAIを用いたIODにおける顎骨吸収量の変化 ... 10
- 1-1-3 IODにおけるケリーのコンビネーションシンドローム ... 13

1章 2 生物学的要因
- 1-2-1 IODにおいて生じやすい軟組織の病変 ... 14
- 1-2-2 IODにおけるインプラント周囲炎の有病率 ... 16
- 1-2-3 IODにかかわるリスク因子 ... 18

1章 3 補綴的要因
- 1-3-1 IODの複雑さがもたらす合併症 ... 20
- 1-3-2 IODの補綴的合併症はアタッチメント別に考える ... 22
- 1-3-3 IODアタッチメント別患者満足度 ... 24

1章 4 力学的要因
- 1-4-1 インプラント体辺縁骨への応力集中 ... 26
- 1-4-2 バー(メタルフレーム)の材質の違いによる応力の変化 ... 28
- 1-4-3 ボールアタッチメントの義歯床下における軟組織と応力 ... 30
- 1-4-4 インプラント周囲骨とアタッチメントのひずみ ... 31
- 1-4-5 1章のまとめ ... 32

2章 インプラントオーバーデンチャーのどこが壊れるのか？

2章 1 インプラント体の壊れるところ
- 2-1-1 インプラント体の喪失 ... 34
- 2-1-2 インプラント体の破折 ... 36
- 2-1-3 アバットメントスクリューの緩み ... 38

2章 2 アタッチメントの壊れるところ
- 2-2-1 バーアタッチメントの合併症 ... 40
- 2-2-2 ボールアタッチメントの合併症 ... 42
- 2-2-3 磁性アタッチメントの合併症 ... 43
- 2-2-4 アタッチメントの維持力の比較 ... 44

2章 3 義歯床、対合義歯の壊れるところ

- 2-3-1 IODの破折 ... 48
- 2-3-2 IODの裏装 ... 50
- 2-3-3 対合補綴物のリペア ... 50
- 2-3-4 アタッチメント別の合併症とその対策 ... 51
- 2-3-5 2章のまとめ ... 52

3章 リペアの少ないインプラントオーバーデンチャーとは？

3章 1 患者が満足するインプラントオーバーデンチャーとは？

- 3-1-1 患者満足度からのIOD アタッチメントの再考 ... 54
- 3-1-2 初期費用とメインテナンス頻度からのIOD アタッチメントの再考 ... 56
- 3-1-3 補綴的合併症がより少ないmilled バーアタッチメントIOD ... 57

3章 2 リペアの少ないインプラントオーバーデンチャーの作り方

- 3-2-1 ソフトアタッチメントIOD とは？ ... 58
- 3-2-2 ソフトアタッチメントを用いたテレスコープクラウンの利点 ... 59
- 3-2-3 ソフトアタッチメント材料の物性 ... 59
- 3-2-4 ソフトアタッチメントの維持力 ... 60
- 3-2-5 バーソフトアタッチメントIOD とは？ ... 61
- 3-2-6 バーソフトアタッチメントIOD の維持力 ... 61
- 3-2-7 バーソフトアタッチメントIOD の製作 ... 62
- 3-2-8 バーソフトアタッチメントIOD の維持力の調整および修理 ... 63
- 3-2-9 バーソフトアタッチメントIOD の臨床例 ... 64

3章 3 リペアの少ないインプラントオーバーデンチャーのメインテナンス

- 3-3-1 バーアタッチメントとボールアタッチメントの清掃性とインプラント周囲組織の比較 ... 66
- 3-3-2 バーソフトアタッチメントIOD のメインテナンス ... 68
- 3-3-3 3章のまとめ ... 69

インプラントオーバーデンチャーのリペア防止のための参考文献集 ... 70

インプラントオーバーデンチャーのリペア防止のためのキーワード ... 74

プロローグ

　インプラントオーバーデンチャー（IOD）の難しさは、リペアの頻度が高いという一点に尽きるでしょう。IOD は、インプラント固定性義歯（クラウンやブリッジ）に比べて、合併症の頻度が高いのです。要するに、IOD はランニングコストが意外に高いのです。

　また、IOD の維持装置（アタッチメント）の種類によって、維持力の差異が大きいです。ただ、維持力の強いアタッチメントを装着するだけでは、高い患者満足度は得られません。日々の取り外しにより、維持力が低下するという時間軸での変化の問題もあります。適正な維持力のあるアタッチメントと、そのアタッチメントを支持するインプラントも重要です。辺縁骨の吸収しにくいインプラントシステムの選択やインプラント体の埋入位置、本数も IOD の予後に深く関係します。

　さらに、アタッチメントができるだけ清掃性の高いものであったなら、なお患者さんにとって良い IOD でしょう。要するに、理想的な IOD とは、さまざまな種類の合併症が避けられ、適正な維持力が長期間維持され、清掃性の高いものを指しているのです。

　まとめると、装着後の修正の少ない IOD ということです。そのような IOD であれば、術者がメインテナンスに追い回されずに、患者満足度の高いものとなるでしょう。

　本章では、IOD の合併症を分類していき、IOD のどこが壊れるのか検索していきます。

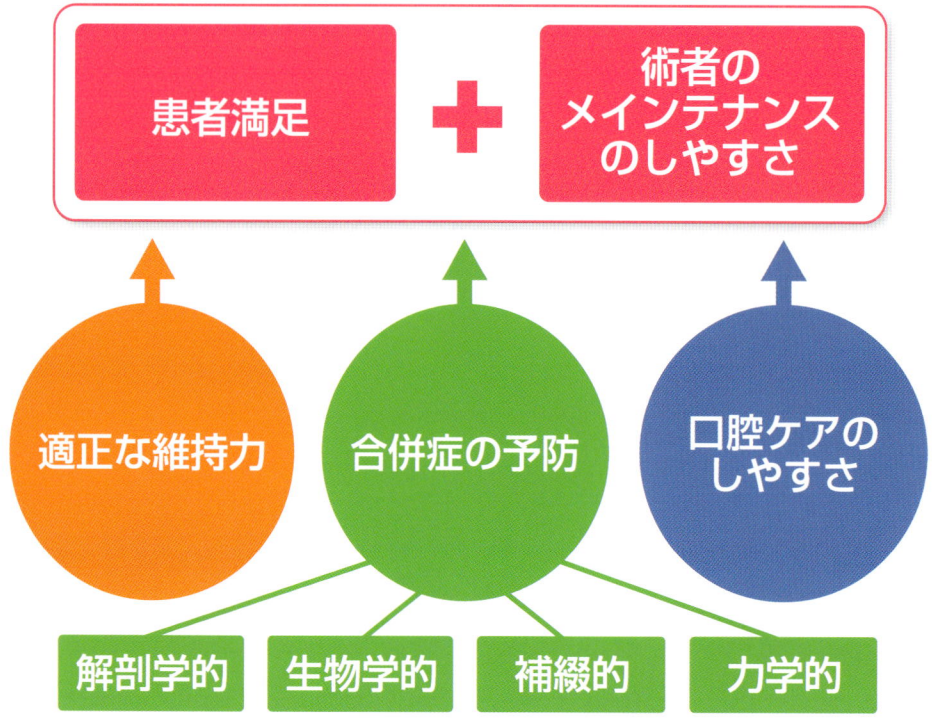

1章

なぜインプラントのオーバーデンチャーは壊れるのか？

1章 1	解剖学的要因	8
1章 2	生物学的要因	14
1章 3	補綴的要因	20
1章 4	力学的要因	26

こうすれば防げる
インプラント
オーバーデンチャーの
リペア

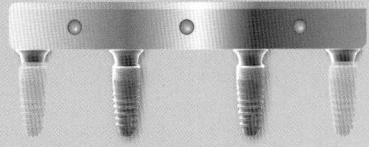

1章1 解剖学的要因

1-1-1 IODに影響する顎骨の質と量

可撤性義歯の成功において、顎骨の状態は、重要な要因です。これらの把握は、インプラントオーバーデンチャー（IOD）が適正な維持や安定性、あるいは口腔機能を十分に発揮するために必須です【図1-1-1】。さらに、インプラントを埋入する際にも重要な指針となります。顎骨の質的あるいは量的な分類で、もっとも用いられているものは、LekholmとZarbの分類です【図1-1-2】。

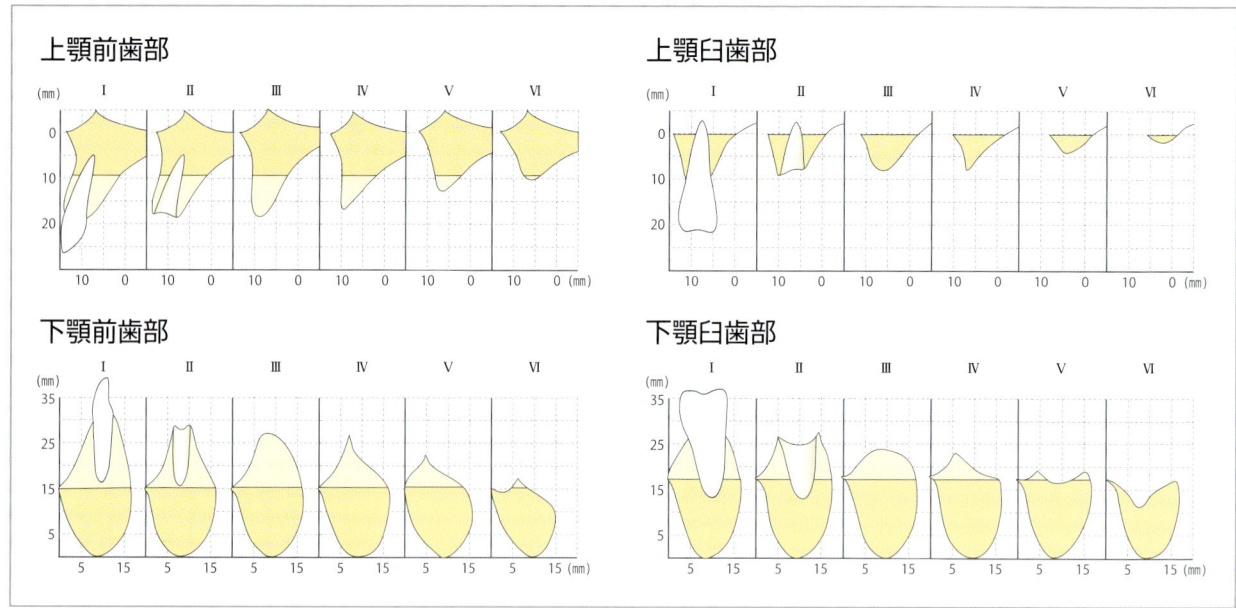

図1-1-1　Cawoodらによる顎骨の吸収程度を分類した図。可撤性義歯の成功において、顎骨の形態は予後を診断する重要な要素となる。ClassⅠ；有歯顎、Ⅱ；抜歯直後、Ⅲ；十分な高さと幅をもつ円状の顎骨、Ⅳ；十分な高さと不十分な幅をもつナイフエッジ状の顎骨、Ⅴ；不十分な高さと幅をもつ平坦な顎骨、Ⅵ；扁平な顎骨（Cawood JI et al. Int J Oral Maxillofac Surg 1988;17:232-236.）。

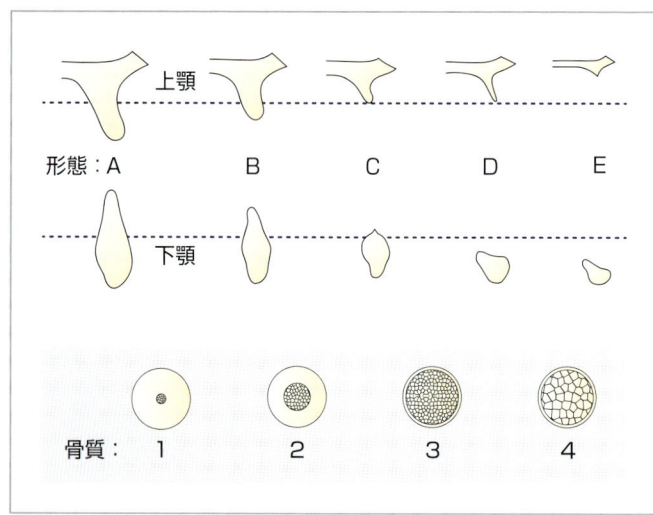

図1-1-2　抜歯後の残留顎骨形態と骨吸収の程度による分類。破線は歯槽骨と顎骨とのおおよその境界を示す。
（A）大部分の歯槽骨が残存している、（B）残遺歯槽骨に中程度の吸収が認められる、（C）残遺歯槽骨のみが残存している、（D）顎骨に吸収が認められる、（E）顎骨に極度の吸収が認められる。
（1）顎骨の大部分が皮質骨により占められている、（2）中心の密度の高い海綿骨を厚い皮質骨が包囲している、（3）十分な強度を備えた密度の高い海綿骨を薄い皮質骨が包囲している、（4）密度の低い海綿骨を薄い皮質骨が包囲している。
LekholmとZarbによる顎骨の量的、質的分類。本分類はインプラント治療の予後を診断する手段として、あるいは医療者どうしの情報共有の手段として、非常に有用である（Brånemark PI, Zarb GA, Albrektsson T. Tissue-Integrated Prostheses. Quintessence Publishing, Chicago. 1985.）。

Jemtら（1996年）によると、インプラントオーバーデンチャーの支持として用いられたインプラント体の喪失がもっとも多いのが、上顎骨の質的評価3と4であり、上顎の量的評価DとEです【図1-1-3】。これは、上顎骨が下顎骨より相対的に脆弱であり、形態的にインプラントオーバーデンチャーに向いていないことを示唆しているのかもしれません。

　しかし、総義歯を装着した顎骨の吸収量を評価した場合、下顎骨の吸収量はより多いのです。Atwoodら（1971年）やTallgrenら（1972年）の報告では、総義歯装着者の上顎骨の吸収量は約0.1㎜/年とされ、下顎骨では約0.4㎜/年とされています【図1-1-4】。総義歯装着者の下顎骨では、上顎骨の4倍骨吸収するのです。

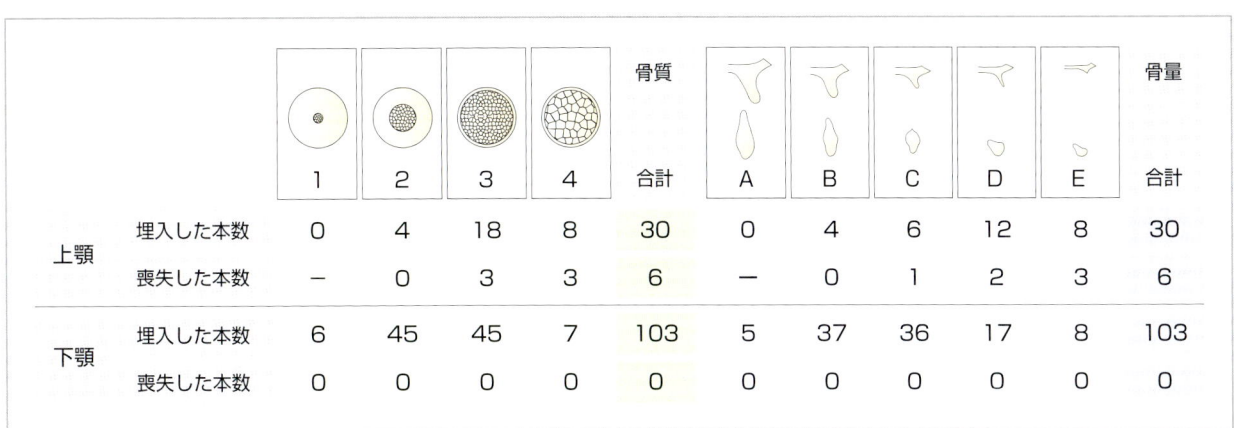

図1-1-3　LekholmとZarbの分類による、インプラントオーバーデンチャーを支持しているインプラント体の喪失本数を示した図。上顎の骨質3と4、骨量DとEの条件の悪い骨のみに喪失が認められた。上顎骨に埋入されたインプラント体は、補綴様式にかかわらず、喪失率が多い（Jemt T et al. Int J Oral Maxillofac Implants 1996; 11: 291-298.）。

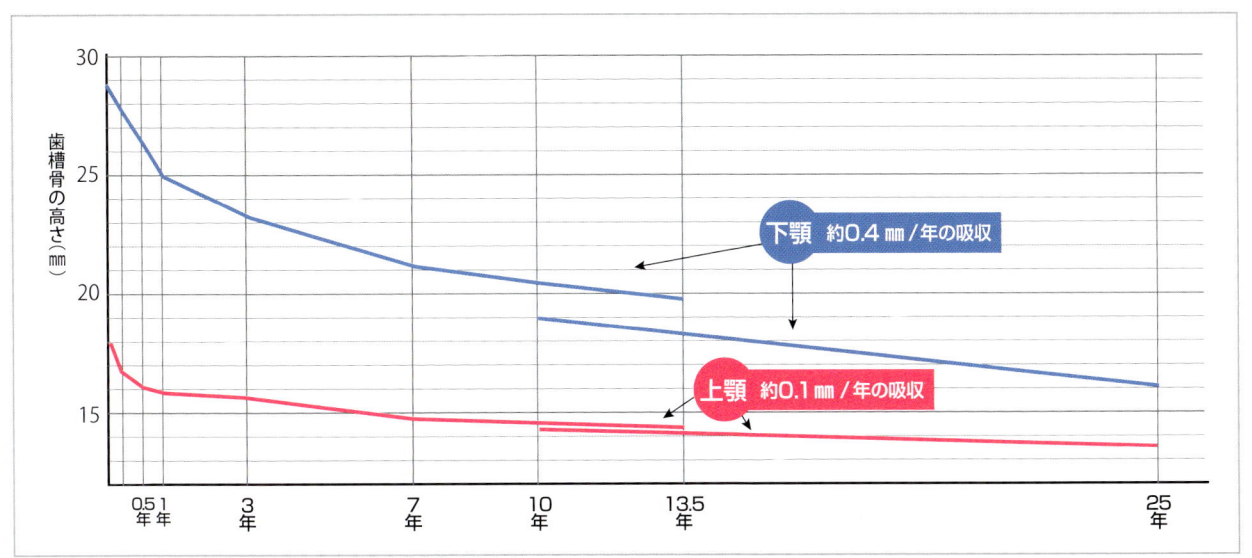

図1-1-4　前歯部歯槽骨の吸収量を経時的に表したグラフ。総義歯装着者の上顎骨の吸収量は約0.1㎜/年であり、下顎骨は約0.4㎜/年であった。ちなみにグラフが13年で途切れているが、それ以前（n＝9名）とそれ以後（n＝20名）は別の患者群である（Tallgren A. J Prosthet Dent 1972; 27(2):120-132.）。

1章 なぜインプラントのオーバーデンチャーは壊れるのか？

　一方、インプラントオーバーデンチャーを装着している下顎骨前歯部では、約0.1mm/年の骨吸収が報告されています。

　インプラントオーバーデンチャーが、顎骨の吸収を抑制するのかという論点は、以前より多く議論されてきましたが、少なくとも前歯部の下顎骨の吸収においては、総義歯装着者の1/4であることが示唆されています。

　また、臼歯部の下顎骨の経時的な吸収量を計測する際に、多くの文献に用いられている指標があります。総義歯装着者の下顎臼歯部は、前歯部に比べて、歯槽骨と基底骨（本当の意味での顎骨）の骨吸収量が同じように変化しています。歯槽骨の吸収がほとんどで、あまり吸収しないオトガイ孔間の基底骨では、顎骨の吸収量を相対的に把握しにくいのです【図1-1-5】。臼歯部における骨吸収量は、下顎骨の吸収の程度を示す指標として用いられているのです。

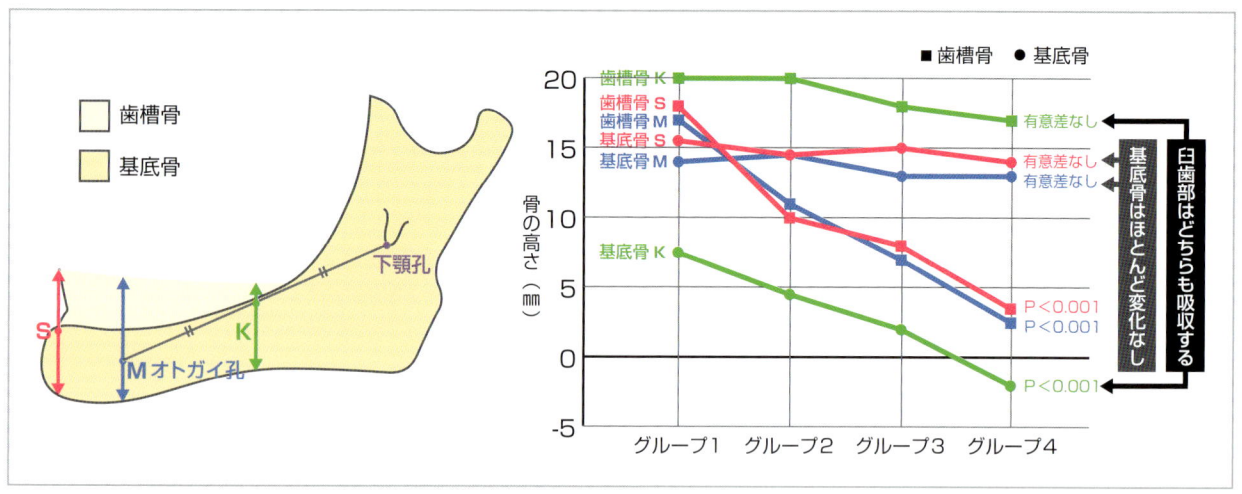

図1-1-5 総義歯装着者の下顎骨臼歯部は、オトガイ孔間（S点とM点）と比べて、歯槽骨と基底骨（本当の意味での顎骨）の経時的な吸収量は同じように変化する（K点）。一方、オトガイ孔間は、基底骨はあまり吸収せずに、歯槽骨の吸収量が多い。したがって臼歯部の吸収量は、下顎骨の吸収傾向を診断するのに有効であり、PAIという指標が作られた。グループ1; 有歯顎、2; 中等度の吸収、3; 重度の吸収、4; 極度の吸収。(Cawood JI et al. Int J Oral Maxillofac Surg 1988;17:232-236.)

1-1-2 PAIを用いたIODにおける顎骨吸収量の変化

　臨床でよく利用されているパノラマX線上で、下顎骨の臼歯部領域の面積を計測することで得られるPAI（Posterior Area Index）【図1-1-6】です。

　PAIは1998年にWrightらによって、初めて報告されました【図1-1-7】【表1-1-1】。

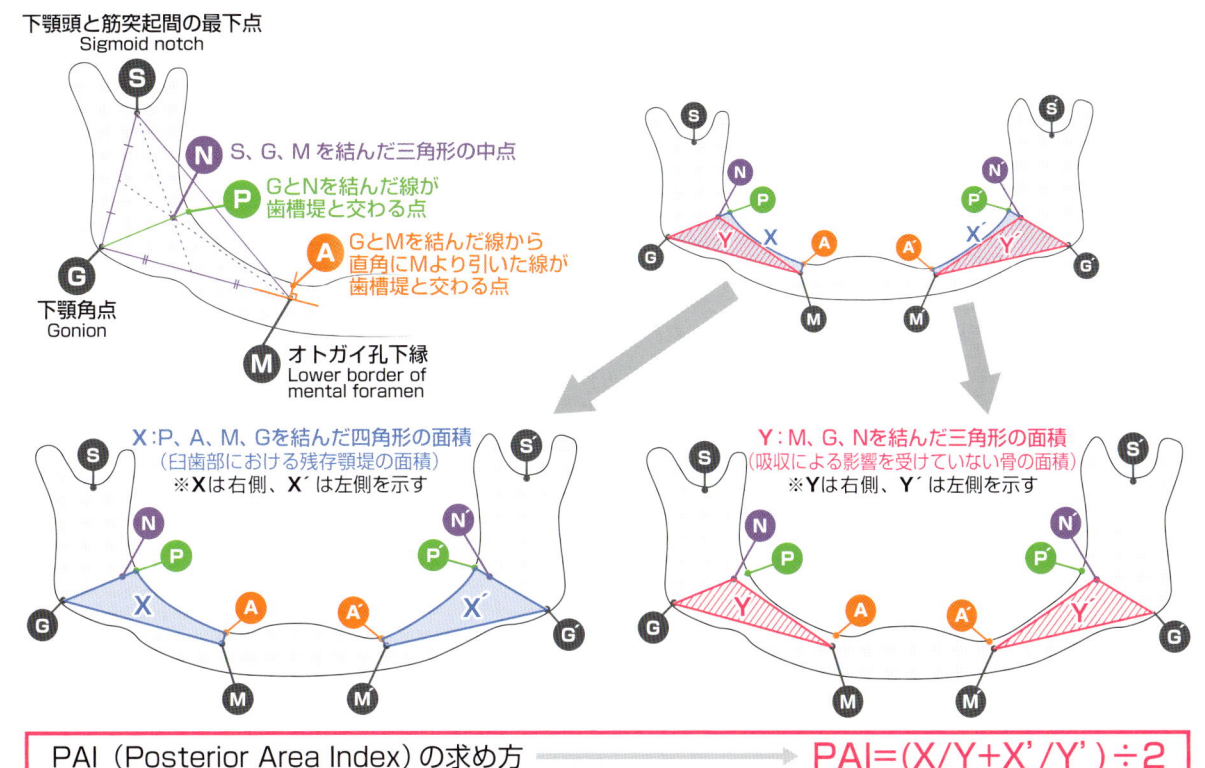

図1-1-6 パノラマX線写真を用いた下顎骨の吸収傾向を判断するために、Wrightらによって考案された指標。多くの研究に、このThe Posterior Area Index（PAI）が用いられている（Wright et al. Int J Oral Maxillofac Implants 1998;13:77-81.）。

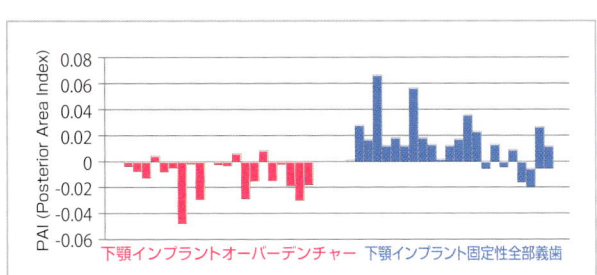

図1-1-7 臼歯部下顎骨の吸収量。下顎2本インプラント支持バーアタッチメントのインプラントオーバーデンチャーと6本のインプラント支持カンチレバー付き固定性全部義歯のPAIを比較したグラフ。オーバーデンチャーは吸収しているが、固定性全部義歯は逆に増加している（Wright PS et al. Clin Oral Impl Res 2002;13:169-174.）。

表1-1-1 臼歯部下顎骨の吸収を生じる因子の多項ロジスティック回帰分析

	オッズ比	P値	95%信頼区間
下顎IODvsインプラント固定性全部義歯	6.014	0.0001	-0.0234～-0.0471
男性vs女性	0.479	0.634	+0.0131～-0.0212
年齢	0.626	0.535	+0.0003～-0.0006
無歯顎の年数	0.889	0.380	+0.0003～-0.0007
治療前の下顎骨の高さ	2.124	0.040	-0.0001～-0.0023

統計的に有意な独立変数は『インプラントオーバーデンチャーvsインプラント固定性全部義歯（オッズ比6.0）』と『治療前の下顎骨の高さ（オッズ比2.1）』だけであった（Wright PS et al. Clin Oral Impl Res 2002;13:169-174.）。

1章　なぜインプラントの オーバーデンチャーは壊れるのか？

　PAIを用いて、①下顎総義歯、②2本インプラント支持バーアタッチメントの下顎インプラントオーバーデンチャー、③4本インプラント支持バーアタッチメントの下顎インプラントオーバーデンチャーの上顎骨前歯部と下顎臼歯部の顎骨の吸収量の変化を検討した研究があります【図1-1-8】。

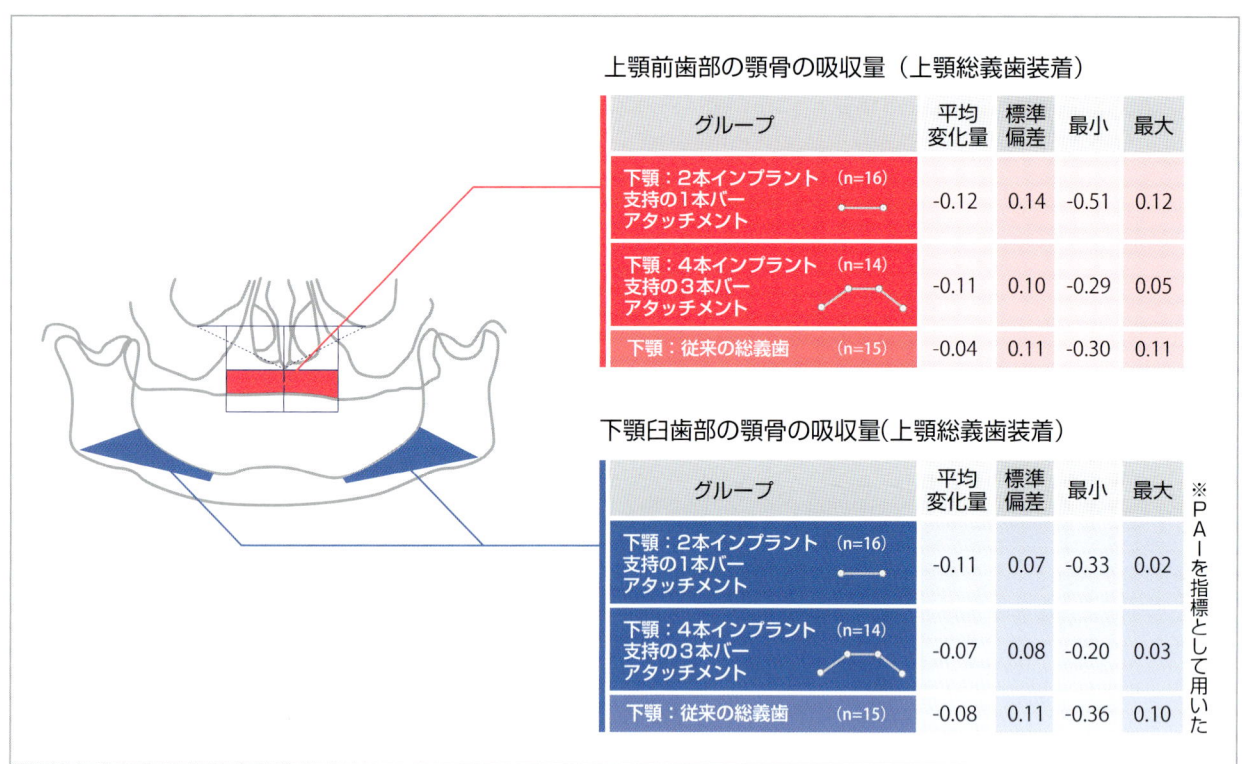

図1-1-8　上顎骨前歯部の吸収量を相対的に比較するために、PAIと同じように面積を指標化して用いた。下顎2本インプラント支持バーアタッチメントと4本インプラント支持バーアタッチメントのインプラントオーバーデンチャーと下顎総義歯の対合である、上顎総義歯装着下の上顎骨前歯部の吸収量の変化を示す。下顎に総義歯が装着してある関係が、もっとも上顎骨前歯部の吸収量は少ない。また、下顎4本より、2本インプラント支持オーバーデンチャーの方が、対合である上顎骨前歯部の吸収量が大きい。
下顎骨臼歯部の吸収量の変化では、下顎4本インプラント支持オーバーデンチャーがもっともPAI変化量が少なく、次に咬合力が粘膜全体に分散される総義歯が少なく、2本インプラント支持オーバーデンチャーがもっとも大きかった (Tymstra N et al. J Oral Rehabi 2011;38:509-516.)。

1-1-3 IODにおけるケリーのコンビネーションシンドローム

　上顎骨前歯部では、もっとも吸収量の少ないのは、下顎に総義歯が装着されている症例です。これは、下顎オトガイ孔間に埋入されているインプラント体にしっかり支持されたオーバーデンチャーは、前咬み傾向となりやすく、上顎前歯部を突き上げるためです。このように極度に上顎骨前歯部が萎縮した状態をコンビネーションシンドロームといいます。

　一方、下顎臼歯部では、例えば2本インプラント支持のバーアタッチメントのインプラントオーバーデンチャーで、回転を許容するようなデザインであった症例では、咬合により、反時計回りに義歯が回転します【図1-1-9】。

　粘膜全体に負荷が分散される総義歯より、臼歯部の下顎骨の吸収は増加してしまいます。さらに、インプラントの支持を4本にすれば、義歯の回転は減り、2本のそれよりは、下顎臼歯部の吸収は抑制されます。

　このような顎骨の吸収によって、インプラントオーバーデンチャーには義歯床のリラインやリベース（裏装）などの補綴的メインテナンスが必要となるのです。

　顎堤の吸収への対策としては、次の2点が挙げられます。

1. 2本のインプラント支持によるフレキシブルなオーバーデンチャーより、4本のインプラント支持による、よりリジットなものがよい。
2. 下顎インプラントオーバーデンチャーの対咬が上顎総義歯の場合、コンビネーションシンドロームの兆候に留意し、もし上顎骨前歯部の吸収が進行するなら、上顎部にもインプラント支持による補綴物を考慮する。

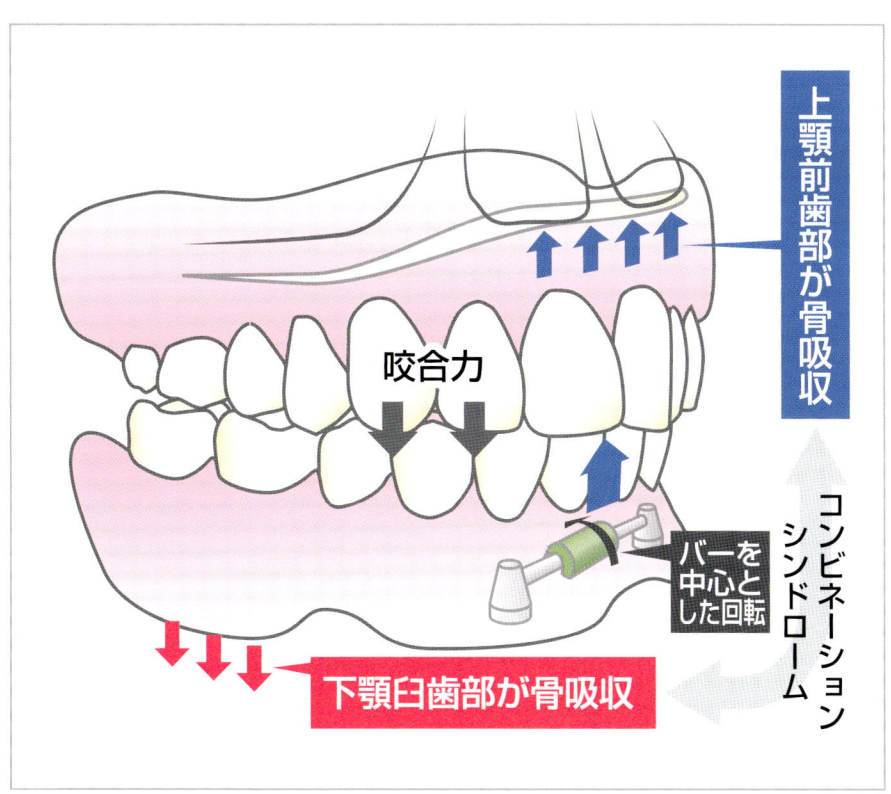

図1-1-9　下顎オトガイ孔間にインプラントを2本埋入し、回転を許容するようなアタッチメントで義歯を固定すると、下顎骨の臼歯部が吸収し、さらに上顎骨の前歯部が、前咬みの結果、吸収する。上顎骨前歯部が極度に吸収してしまう状態をコンビネーションシンドロームという（Kelly E. J Prosthet Dent 1972;27:140-150.）。

1章 2 生物学的要因

1-2-1 IODにおいて生じやすい軟組織の病変

インプラントオーバーデンチャーの合併症では、生物学的な合併症の割合が高くなります【表1-2-1】。

生物学的な合併症のなかでも、頻度が高いのがインプラント周囲軟組織の病変と粘膜の過形成です。これらの有病率を、他のインプラント補綴物と比較しても、インプラントオーバーデンチャーは軟組織の反応性病変が生じやすいといえます【表1-2-2】。

またアタッチメントの種類別に、軟組織病変の罹患率（追跡期間5年間）を比べてみると、褥瘡性潰瘍以外は、バーアタッチメントの軟組織病変が生じやすいです【表1-2-3】。

表 1-2-1 IODの合併症の比率

	合併症の項目	合併症の比率
補綴的合併症	バーを固定するネジのゆるみ	9名(6.4%)
	維持力の喪失	4名(2.8%)
	バーの破折	2名(1.4%)
	補綴物の破折	2名(1.4%)
	インプラントの破折	1名(0.7%)
生物学的合併症	過形成	54名(38.3%)
	その他生物学的合併症	15名(10.6%)

2本インプラント支持バーアタッチメント維持の下顎インプラントオーバーデンチャーの合併症。補綴的な合併症の割合より、生物学的な合併症の割合がより高い（Bressan E et al. Clin Oral Impl Res 2012; 23: 814-819.）。

表 1-2-2 インプラントオーバーデンチャーの歯肉の炎症と過形成

	義歯の種類	観察期間	有病率
Adell et al (1981)	インプラント固定性全部義歯	1〜15年	7%
Jemt (1991)	インプラント固定性全部義歯	1年	6%
Engquist et al (1988)	IOD	1.5年	25%
Naert et al (1988)	IOD	2年	11%
Jemt et al (1992)	IOD	1年	21%
Cune et al (1994)	IOD	2年	16%
Hemmings et al (1995)	IOD	5.3年	32%
Avivi-Arber and Zarb (1996)	インプラントクラウン	1〜8年	2%
Albrektson (1988)	インプラント固定性全部義歯/IOD	1〜7年	1%
Toman and Laney (1993)	インプラント固定性全部義歯/IOD	6.5年	25%
Allen et al (1992)	インプラント複数歯補綴	6年	27%
Lazzara et al (1996)	インプラント複数歯補綴	5年	6%

インプラント周囲炎の軟組織病変の有病率は、インプラントによる他の補綴様式より高い（Goodacre CJ et al. J Prosthet Dent 1999; 81: 537-552.）（ :インプラント固定性全部義歯、 :IOD、 :インプラントクラウン、 :インプラント固定性全部義歯/IOD、 :インプラント複数歯補綴）。

表 1-2-3 IODのアタッチメント別の軟組織の病変頻度（5年間）

	バーアタッチメント		磁性アタッチメント		ボールアタッチメント	
	発生回数	患者数	発生回数	患者数	発生回数	患者数
粘膜炎	12回	5名	2回	2名	3回	3名
口内炎	3回	2名	0回	0名	0回	0名
褥瘡性潰瘍	6回	3名	12回	4名	8回	6名
過形成	9回	7名	4回	3名	3回	3名

アタッチメント別の5年間で生じる軟組織病変の罹患率。義歯床下の褥瘡性潰瘍以外、バーアタッチメントの軟組織病変が多い（Feine JS, Carlsson GE. Implant Overdenture: The standard of care for edentulous patients. Quintessence Publishing Co, Inc. 2003）。

　インプラントオーバーデンチャーは、インプラント体と維持装置（アタッチメント）、義歯が一体をなしている構造体です。インプラント周囲軟組織やアタッチメント周囲軟組織の炎症や、義歯床下の粘膜に発生する傷などが多様に発生します。義歯が粘膜負担である特徴を鑑みても、軟組織病変はより高頻度であるといえるでしょう。

　通常、磁性アタッチメントとボールアタッチメントでは、インプラント体どうしの連結機構はなく、各々のインプラント体とアタッチメントが単独で機能します。これらのアタッチメントは義歯の支持や把持よりも、維持が主な役目です。

　単独であると、インプラント体とアタッチメント周囲軟組織のメインテナンスは、バーアタッチメントと比較して、より容易でしょう。特に、バーアタッチメントの場合、連結機構であるバー下の粘膜の過形成は、口腔ケアの程度を診断するのに重要となります。

　そして、もっとも注意すべきはインプラント周囲炎の発生です。

　インプラントオーバーデンチャーの生物学的合併症として、もっとも注意すべきは、インプラント周囲炎（peri-implantitis）です。インプラント周囲炎はインプラント周囲組織の慢性感染症であり、支持骨の吸収を伴う疾患です。

　インプラントオーバーデンチャーの維持装置（アタッチメント）を支えるのが、インプラント体の役目です。

　そのインプラント体が感染によって、辺縁骨の吸収を呈し、喪失してしまうことで、アタッチメントが支えを失い、ひいてはオーバーデンチャーの維持ができなくなってしまいます。残存したインプラント体で、上部構造の再構築をしなければならないでしょう。

　これらを避けるために、インプラント周囲炎の前病変であり、辺縁骨の吸収のないインプラント周囲粘膜炎（peri-implantmucositis）の段階で、感染をくい止めなければなりません。

1-2-2 IODにおけるインプラント周囲炎の有病率

【表1-2-4】が示すのは、インプラントオーバーデンチャー治療におけるインプラント周囲炎の有病率です。この論文は2002年、Berglundhらによる、信頼性の高いエビデンスであるシステマティックレビューです。

補綴様式別のインプラント周囲炎の有病率は、固定性部分義歯がもっとも高く（加重平均6.47%）、インプラントオーバーデンチャーの有病率（平均0.66%）はかなり低い数値です。

しかし一方、2.5mm以上の辺縁骨吸収の割合をみると、加重平均4.76%となり、固定性部分義歯の加重平均1.01%より高くなっています。

また、周囲軟組織病変の発生率（患者一人当たりの、5年間に軟組織病変の発生する割合）では、もっとも割合が高いのがインプラントオーバーデンチャーです【表1-2-5】。

別の下顎インプラントオーバーデンチャーの論文においては、性別、年齢、インプラント本数、アタッチメントのデザイン、インプラント体の連結様式で、インプラント辺縁骨の吸収量を比較していますが、それら因子における有意差はありませんでした【表1-2-6】。

表1-2-4 システマティックレビューにみるIODのインプラント周囲組織疾患の割合

	患者数/インプラント本数	インプラントシステム/観察期間	患者数/本数（5年間以上）	軟組織の病変（5年間の発症回数/人数）	インプラント周囲炎（%）	2.5mm以上の骨吸収（%）
Bergendal & Engquist (1998)	49名/115本	Brånemark/3-9年	22/57 上下顎	回答なし	回答なし	記載なし
Buser et al.(1997)	269名/536本	ITI/5年	249/488 上下顎	記載なし	0.8%	回答なし
Cordioli et al.(1997)	21名/21本	3i (different surfaces)/5年	15/15 下顎	0	0	6.7%
Davis & Packer(1999)	25名/52本	Astra Tech/5年	25/52 下顎	回答なし	回答なし	0
Deporter et al.(1999)	52名/156本	Endopore/5年	46/134 下顎	0	0	記載なし
Fartash et al.(1996)	86名/324本	Bioceram,sapphire/3-12年	-/282 下顎	0	回答なし	記載なし
Gotfredsen & Holm (2000)	26名/52本	Astra Tech/5年	25/50 下顎	0.15回/名	0	記載なし
Hemmings et al.(1994)	25名/68本	Brånemark/3-9年	25/64 下顎	0.10回/名	1.6%	回答なし
Jemt et al.(1996)	133名/510本	Brånemark/5年	-/213 上下顎	回答なし	回答なし	記載なし
Makkonen et al.(1997)	20名/78本	Astra Tech/5年	-/- 下顎	記載なし	0	0
Meijer et al.(2000) (RCT)	29名/58本	IMZ/5年	29/58 下顎	0.30回/名	記載なし	8.9%
Meijer et al.(2000) (RCT)	32名/64本	Brånemark/5年	30/60 下顎	0.05回/名	記載なし	8.3%
Mericske-Stern et al. (1994)	39名/78本	ITI/5年	33/66 下顎	記載なし	1.5%	回答なし
Naert et al.(1998, 1999)(RCT)	36名/72本	Brånemark/5年	31/62 下顎	2.00回/名	記載なし	0
Smedberg et al.(1999)	20名/86本	Brånemark/6-7年	14/72 上顎	0.30回/名	回答なし	0
Tinsley et al.(2001)	27名/77本	Calcitek/5年	27/68 下顎	回答なし	回答なし	16.2%
平均値（標準偏差）				0.32 (0.64)	0.56 (0.74)	5.01 (6.03)
範囲				0-2.0	0-1.6	0-16.2
加重平均（標準偏差）				0.27 (0.14)	0.66 (0.14)	4.76 (1.14)
95% 信頼区間				0.19-0.37	0.55-0.77	3.97-5.56

インプラント周囲炎の有病率は加重平均0.66%であまり高い割合ではないが、2.5mm以上の辺縁骨の吸収（加重平均4.76%）の割合は高い（Berglundh T et al. J Clin Periodontol 2002; 29(Suppl.3): 197-212.）。

表 1-2-5 システマティックレビューにみるインプラントオーバーデンチャーと他の補綴様式のインプラント周囲組織疾患の割合の比較

	軟組織の病変（5年間の発症回数/人数）		インプラント周囲炎の有病率（%）		2.5mm以上の辺縁骨の吸収（%）	
	平均値（標準偏差）	加重平均（標準偏差）	平均値（標準偏差）	加重平均（標準偏差）	平均値（標準偏差）	加重平均（標準偏差）
インプラントオーバーデンチャー	平均0.32回/名（0.64）	平均0.27回/名（0.14）	平均0.56%（0.74）	平均0.66%（0.14）	5.01%（6.03）	4.76%（1.14）
インプラント固定性全部義歯	平均0.21回/名（0.34）	平均0.19回/名（0.10）	平均1.00%（1.25）	平均0.71%（0.34）	7.0%（10.72）	3.78%（1.97）
インプラント固定性部分義歯	平均0.16回/名（0.29）	平均0.15回/名（0.07）	平均5.86%（6.10）	平均6.47%（1.39）	0.87%（0.85）	1.01%（0.19）
インプラントクラウン	平均0.05回/名（0.06）	平均0.08回/名（0.00）	平均0.41%（1.17）	平均0.31%（0.16）	0.95%（1.90）	1.28%（0.03）

インプラント周囲炎の加重平均による有病率は、固定性部分義歯（6.47%）＞固定性全部義歯（0.71%）＞インプラントオーバーデンチャー（0.66%）＞インプラントクラウン（0.31%）である（Berglundh T et al. J Clin Periodontol 2002; 29(Suppl.3): 197-212.）。

表 1-2-6 下顎IODのさまざまな因子別の辺縁骨の吸収量（n=62名/169本 追跡期間3.5～4.6年間）

		患者数	平均（標準偏差）	P値（統計的有意差なし）
性別	男性	30名	1.05(±0.20)	0.741
	女性	32名	1.07(±0.20)	
年齢	40～54歳	18名	1.07(±0.13)	0.953
	55～64歳	21名	1.07(±0.19)	
	65歳以上	23名	1.05(±0.24)	
本数	2本	28名	1.04(±0.19)	0.640
	3本	23名	1.09(±0.21)	
	4本	11名	1.08(±0.20)	
アタッチメント	2個のボール	14名	1.01(±0.23)	0.763
	2個のロケーター	14名	1.07(±0.16)	
	3個のボール	12名	1.07(±0.17)	
	4本インプラント支持の3本バー	11名	1.13(±0.29)	
	5本インプラント支持の4本バー	11名	1.08(±0.20)	
連結	連結している	22名	1.10(±0.23)	0.370
	連結していない	40名	1.05(±0.19)	

性別、加齢、インプラント本数、アタッチメント様式別、連結様式の各因子間で、辺縁骨の吸収量に有意差はなかった（Geckili O et al. Clin Impl Relat Res 2012; 14: e91-e97.）。

1章 なぜインプラントの オーバーデンチャーは壊れるのか？

アタッチメントのデザインと時間軸を因子において、辺縁骨の吸収量を比較しても、インプラントシステムで比較しても、ほとんど有意差はありません。【表1-2-7、8】

表1-2-7 システマティックレビューによるアタッチメント別の経時的なインプラント辺縁骨の吸収量（1997～2008年の46論文より）

観察期間	アタッチメント	平均値(mm)	標準偏差	最小値(mm)	最大値(mm)	P値
1年間	バー	0.52（有意差あり）	0.28	0.003	1.20	0.865
	ボール	0.52	0.41	-0.20	1.60	
	マグネット	0.35	0.43	-0.30	0.81	
	その他	-	-	-	-	
1年以上～5年以下	バー	0.42（有意差あり）	0.69	-1.00	1.22	0.015（有意差あり）
	ボール	0.50	0.61	0.00	1.90	0.433
	マグネット	0.25	0.49	-0.20	0.96	
	その他	1.69	0.58	0.69	2.20	
5年以上	バー	0.87（有意差あり）	0.42	0.35	1.27	0.334
	ボール	0.70	0.28	0.50	0.90	
	マグネット	0.44	0.12	0.35	0.53	
	その他	1.61	0.84	1.02	2.21	
すべて	バー	0.52	0.50	-1.00	1.27	0.001（有意差あり）
	ボール	0.52	0.47	-0.20	1.90	0.204
	マグネット	0.33	0.39	-0.30	0.96	
	その他	1.67	0.58	0.69	2.21	

バーアタッチメントの辺縁骨の吸収量では、経時的な有意差があったが、他のデザイン間で有意差はない（Çehreli MC et al. Int J Oral Maxillofac Implants 2010; 25: 266-277.）。

表1-2-8 システマティックレビューによるインプラントシステム別の辺縁骨の吸収量（1997～2008年の46論文より）

	勘合様式	平均値(mm)	標準偏差	最小値(mm)	最大値(mm)
Brånemark	エクスターナルバットジョイント	0.58	0.40	-1.00	1.27
IMZ		0.61	0.70	-1.00	2.20
Camlog	インターナルバットジョイント	1.80	0.14	1.60	1.90
3i		1.42	-	1.42	1.42
Endopore		0.85	0.23	0.69	1.02
ITI	インターナルテーパージョイント	0.33	0.53	-1.00	1.20
Astra Tech		0.09	0.20	-0.30	0.30
Brånemark Conical	モーステーパージョイント	0.67	0.17	0.55	0.80
Kyocera		2.21	-	2.21	2.21

統計的な有意差はないが、モーステーパージョイントにおいては内部嵌合部のテーパーが8度以上のシステム（京セラメディカル）以外は、辺縁骨の吸収は少ない。プラットフォームスイッチングデザインにより辺縁骨の吸収が抑制されることは、インプラント周囲炎を予防する手段かもしれない（Çehreli MC et al. Int J Oral Maxillofac Implants 2010; 25: 266-277.）。

1-2-3 IODにかかわるリスク因子

いずれにしろ、辺縁骨の吸収が生じるとインプラント周囲炎が発症しやすくなります。もし、アタッチメントを支えているインプラント体が喪失してしまうと、補綴デザインの設計の大きな変更を迫られ、患者満足度は低下してしまうでしょう。

インプラント周囲炎のエビデンスのあるリスク因子である①粗末な口腔ケア②喫煙③歯周疾患の既往は、インプラントオーバーデンチャーにおいても、有効でしょう【表1-2-9～11】。

【表1-2-10】では、4本インプラント支持バーアタッチメントのプラーク付着状態と歯肉の炎症の程度は、ボールアタッチメントや2本支持バーアタッチメントより悪いとされています。

また、喫煙者は非喫煙者より辺縁骨の吸収量が有意に多いです。

以上をまとめると、

1. インプラントオーバーデンチャーにおける軟組織病変の有病率は、他のインプラント補綴物よりも高い。なかでも、バーアタッチメントにおいて高い。
2. インプラントオーバーデンチャーのインプラント辺縁骨の吸収量は、他のインプラント補綴物よりもやや多いことが示唆される。
3. しかし、インプラントオーバーデンチャーのインプラント周囲炎の有病率は、他のインプラント補綴物より少ないことが示唆される。
4. 性別、年齢、インプラント本数、アタッチメントの種類、インプラントの連結様式、インプラントシステムにおいて、インプラント辺縁骨の吸収量に統計的な有意差はない。
5. インプラント周囲炎のエビデンスのあるリスク因子（粗末な口腔清掃状態、喫煙、歯周疾患の既往）の中で、特に喫煙者のインプラント辺縁骨の吸収量は、有意に高い。

表 1-2-9　インプラント周囲炎のリスク因子の重み付け

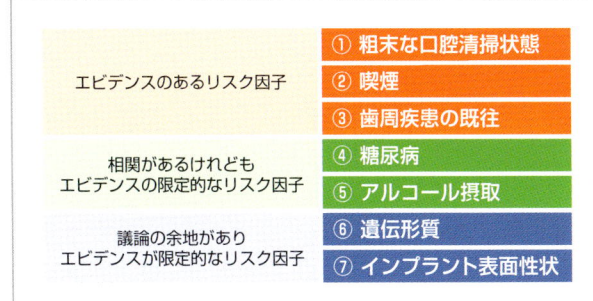

エビデンスのあるインプラント周囲炎のリスク因子は①粗末な口腔清掃状態②喫煙③歯周疾患の既往である（Heitz-Mayfield LJ et al. J Clin Periodontol 2008; 35(Suppl.8): 292-304.）。

表 1-2-10　クロスセッション分析によるアッタチメント別のインプラント周囲組織の評価

	2本インプラント支持のボールアタッチメント	2本インプラント支持の1本バーアタッチメント	4本インプラント支持の3本バーアタッチメント	同等性の比較 VS	VS	VS
Gingival Index	0.417(±0.048)	0.424(±0.050)	0.455(±0.048)	2本ボールが有利	2本ボールが有利	1本バーが有利
Plaque Index	0.848(±0.136)	0.923(±0.146)	1.228(±0.134)	2本ボールが有利	2本ボールが有利	1本バーが有利
プロービングの深さ (mm)	0.142(±0.041)	0.141(±0.041)	0.285(±0.041)	2本ボールが有利	同等	同等
アタッチメントレベル (mm)	0.795(±0.059)	0.787(±0.059)	0.786(±0.059)	同等	同等	同等

Gingival Index
- 0 正常歯肉
- 1 歯肉に炎症。プローブで触診しても出血しない
- 2 歯肉に炎症。プローブで触診すると出血する
- 3 潰瘍形成、自然出血

Plaue Index
- 0 プラークがまったくない
- 1 肉眼ではプラークの付着が不明であるが、探針で探ると付着が認められる
- 2 少量〜中程度のプラークが肉眼で認められる
- 3 ポケット内や歯肉辺縁上に多量のプラークが付着している

4本インプラント支持バーアタッチメントのプラークスコアが高いことから口腔ケアが難しいことがわかる。2本ボールアタッチメントにおいては口腔ケアがもっとも良いことが示唆される（Burns DR et al. J Prosthet Dent 2011; 106: 12-22.）。

表 1-2-11　喫煙者と非喫煙者における辺縁骨の吸収量の比較 (n=94名)

	2本インプラント支持のボールアタッチメント	2本インプラント支持のバーアタッチメント	4本インプラント支持のバーアタッチメント
非喫煙者	-0.70 mm (±0.80)	-0.83 mm (±0.90)	-1.24 mm (±0.75)
喫煙者	-1.53 mm (±1.08)	-1.17 mm (±1.12)	-2.46 mm (±2.75)
合計	-1.04 mm (±1.01)	-0.95 mm (±0.99)	-1.73 mm (±1.93)

インプラントオーバーデンチャーにおける喫煙者と非喫煙者の辺縁骨の吸収量。喫煙者は有意に辺縁骨が吸収しており、また4本インプラント支持バーアタッチメントは、他のデザインより辺縁骨の吸収量は有意に高い（Stoker G et al. Clin Oral ImplRes 2012; 23: 925-929.）。

1章3 補綴的要因

1-3-1 IODの複雑さがもたらす合併症

　Goodacreら（2003年）は1981～2001年に報告された文献から、インプラント治療の主な合併症をまとめました。すると、10%以上の発生率をもつ15種類の合併症のなかで、もっとも高いものも含め、実に5種類ものインプラントオーバーデンチャーに関する合併症が挙げられました【図1-3-1】。

　さらに、インプラント固定性義歯とインプラントオーバーデンチャーで、調整や修理に要する時間と費用を比較すると、どちらもインプラントオーバーデンチャーに要するコストが多いことが示唆されます【図1-3-2】。

　これは、総義歯と違い、インプラントオーバーデンチャーの持つ構造的な困難性に起因していると思われます。

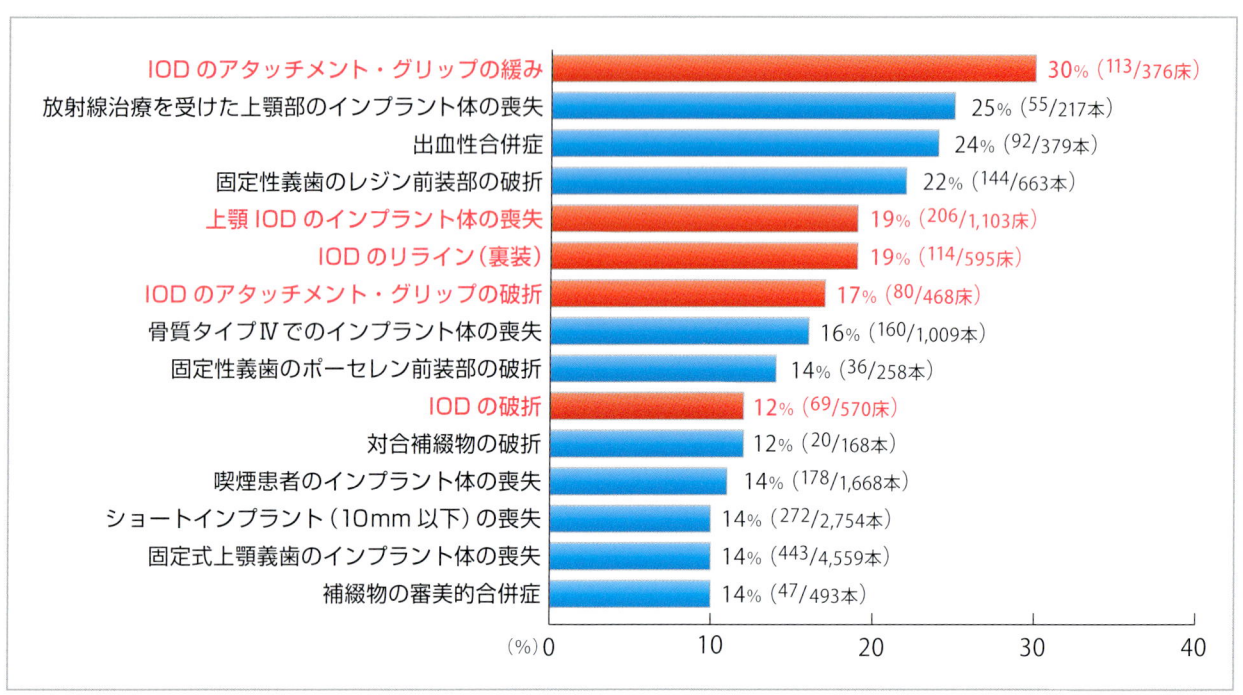

図1-3-1　10%以上の発生率のインプラント治療の合併症では、インプラントオーバーデンチャーに関係するものが5種類もある（Goodacre CJ et al. J Prosthet Dent 2003; 90: 121-132.）。

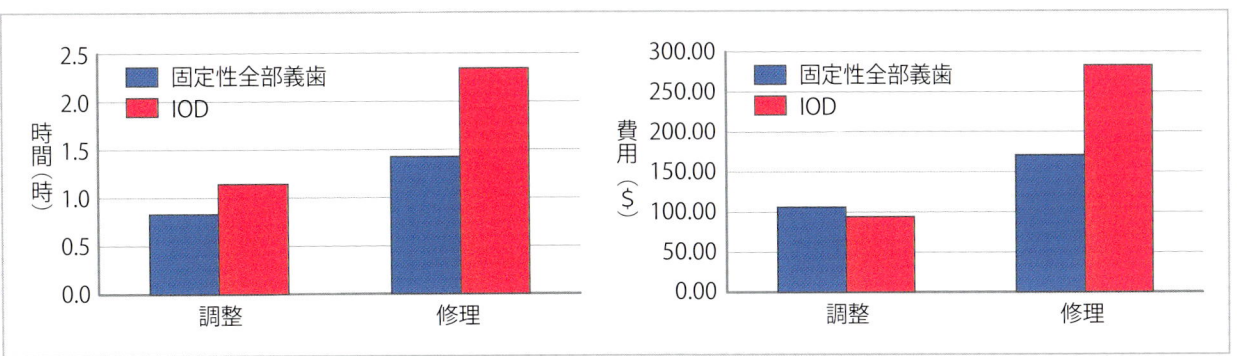

図1-3-2 69個のインプラント補綴物を平均22ヵ月間追跡したもの。インプラントオーバーデンチャーのランニングコストがより多いことは、治療方法の決定に関係する（Walton JN et al. Int J Prosthodont 1997; 10: 453-458.）。

　総義歯は生体との関係性から作られます。また、インプラント固定性全部義歯は、生体とインプラント体、あるいはインプラント体とインプラント構造物（アバットメントや上部構造物）との関係性から作られます。一方、インプラントオーバーデンチャーは、インプラント体、維持装置、義歯といった、生体との関係性がより複雑なのです【図1-3-3】。インプラントオーバーデンチャーを、患者にとっても、術者にとっても、快適に使用するためには、補綴的合併症の発生率を抑えることが必須です。

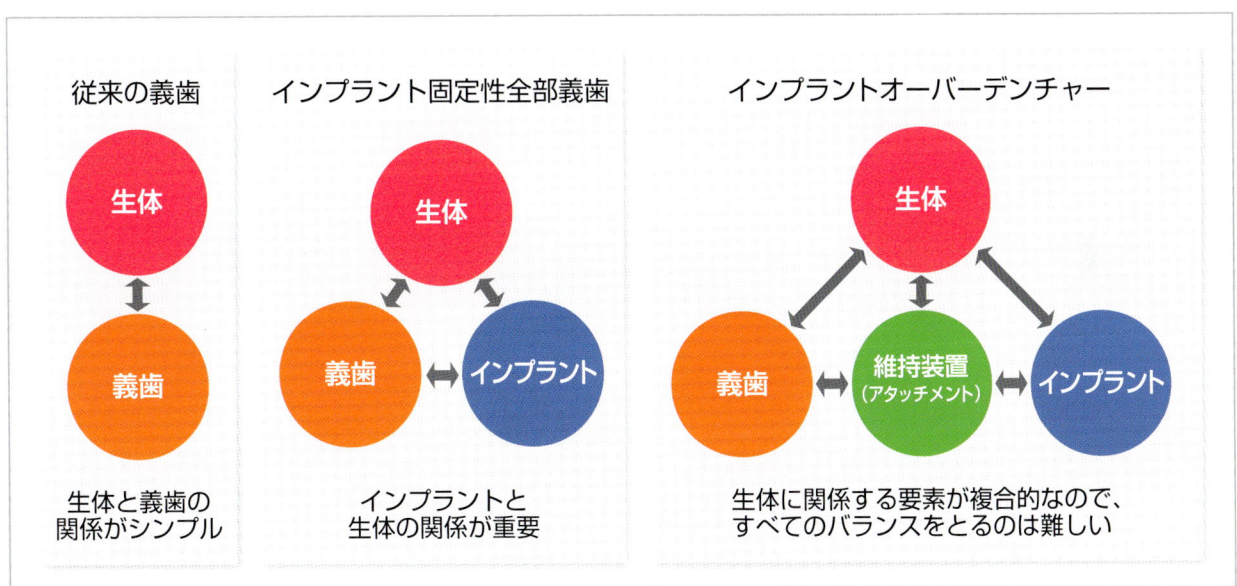

図1-3-3 インプラントオーバーデンチャーの構造の複雑性。従来義歯、インプラント固定性全部義歯、インプラントオーバーデンチャーの比較を示している。

1-3-2 IODの補綴的合併症はアタッチメント別に考える

インプラントオーバーデンチャーの治療計画を行う際に、どのような維持装置（アタッチメント）を用いるのか、あらかじめ診断して治療するべきです。

術者はアタッチメントの特徴や利点・欠点を把握します。特に、アタッチメントの構造ごとに異なる合併症の種類を知らなければなりません。多く臨床で用いられているアタッチメントとして、バー、ボール、磁性アタッチメントがあります【表1-3-1】。

その3種類の代表的なアタッチメントを維持装置として用いた、下顎インプラントオーバーデンチャーの補綴的合併症の頻度を、患者1人当たりの回数で比較すると、磁性＞ボール＞バーアタッチメントの順になります。（ただし、磁性は開磁路タイプ）

バーアタッチメントの修復がもっとも少ないことがわかります【表1-3-2】。

表1-3-1　アタッチメントの種類および維持部の特徴

アタッチメントの種類		維持部の特徴（断面形状・材質など）
バーアタッチメント	バーソフトアタッチメント	
	バークリップ	Round　*1 Resiliency
		Dolder Bar　Egg-shape[ovoid（楕円）]　*2 Rigidty
		Dolder Bar　Parallel-slide *1 Resiliency　*2 Rigidty
		Milled bar　*2 Rigidty
		Hader bar　*1 Resiliency　*2 Rigidty
スタッドアタッチメント	ボール	O-ring
		ゴールドキャップ
		プラスチックキャップ
		チタンキャップ（チタンスプリング）
	ロケーター	
磁性アタッチメント		開磁路タイプ（主に海外製品）*3
		閉磁路タイプ（国内の高性能磁性）*3
テレスコピックアタッチメント（ダブルクラウン）		コーヌスクローネ
		スナップ

アタッチメントの種類。バー、スタッド、磁性、テレスコピックアタッチメントの4種類がインプラントオーバーデンチャーの主な維持装置である。*1 Resiliency：義歯の動きや回転を許容する。　*2 Rigidty：動きや回転を許容しない。*3 田中譲治. Quintessence DENT Implantol 2012; 19(1): 45-57.

表 1-3-2 下顎インプラントオーバーデンチャーの補綴的合併症とその回数

合併症の種類		バー	ボール	マグネット
維持装置の状態	疲労	5	6	17
	磨耗	0	0	11
	破折	0	8	0
アバットメントスクリューの緩み	1つのアバットメント	2	14	5
	2つのアバットメント	1	1	0
ゴールドスクリューの緩み	1つのアタッチメント	2	—	2
	2つのアタッチメント	0	—	0
バー	クリップの締め直し	17	—	—
	クリップの交換	3	—	—
ボール	O-ring のゴムの交換 1つのアタッチメント	—	2	—
	O-ring のゴムの交換 2つのアタッチメント	—	4	—
	O-ring ハウジングの交換 1つのアタッチメント	—	3	—
	O-ring ハウジングの交換 2つのアタッチメント	—	12	—
マグネット	マグネットの交換 1つのアタッチメント	—	—	1
	マグネットの交換 2つのアタッチメント	—	—	20
義歯のリベース		1	3	4
義歯をリマウント		0	1	1
新しい義歯を製作		3	2	2
義歯の破折		1	2	1
対咬義歯	新しい上顎義歯の製作	3	2	2
	上顎義歯のリベース	4	3	3
	上顎義歯のリマウント	2	0	0
	上顎義歯の破折	3	3	7
	上顎人工歯の破折	1	1	0
合併症の合計		6.9回/人	8.4回/人	12.7回/人

代表的なバー、スタッド、磁性アタッチメントの3種類において検索された。多くの合併症が、それぞれ少なくない回数が生じる。インプラントオーバーデンチャーを選択する際に、術者と患者の両者が知っておくべきである（Naert I et al. Int J Prosthodont 2004; 17: 401-410.）。

1章 なぜインプラントの オーバーデンチャーは壊れるのか？

また、多くの種類が市場に出されているスタッドアタッチメントで比較すると、ボールのゴールドキャップ、ロケーター、ボールのプラスチックキャップアタッチメントの順で修復の回数が多いです【表1-3-3】。

ロケーターアタッチメントの場合、マトリックス部の修復が多く、装着初期に維持力が強すぎたり、逆に維持力が早期に喪失するなど維持力を適正化するのに考慮が必要です【表1-3-4】。

Kimらによるシステマティックレビュー（2012年）では、補綴的合併症の発生率は、磁性＞ボール＞バーアタッチメントとなり、またロケーターはボールアタッチメントより頻度が多いです。

表1-3-3 スタッドアタッチメントの修理回数（追跡期間：3年間）

ロケーターアタッチメント

	マトリックス 締め直し	マトリックス 交換	マトリックス 除去あるいは疲労のため放置	オーバーデンチャー 裏装	オーバーデンチャー 再生	オーバーデンチャー 破折	パトリックス 交換	計
1年	0	18	0	0	0	0	0	18
2年	0	36	0	1	3	0	2	42
3年	0	22	0	3	0	0	0	25
計	0	76	0	4	3	0	2	85

ボールアタッチメント（プラスチックキャップ）

	マトリックス 締め直し	マトリックス 交換	マトリックス 除去あるいは疲労のため放置	オーバーデンチャー 裏装	オーバーデンチャー 再生	オーバーデンチャー 破折	パトリックス 交換	計
1年	0	20	0	6	0	0	0	26
2年	0	4	4	5	0	3	6	22
3年	0	14	2	6	0	0	6	28
計	0	38	6	17	0	3	12	76

ボールアタッチメント（ゴールドキャップ）

	マトリックス 締め直し	マトリックス 交換	マトリックス 除去あるいは疲労のため放置	オーバーデンチャー 裏装	オーバーデンチャー 再生	オーバーデンチャー 破折	パトリックス 交換	計
1年	33	0	2	7	1	1	0	44
2年	22	3	4	2	0	2	2	35
3年	32	0	4	2	0	0	0	38
計	87	3	10	11	1	3	2	117

3年間以上の追跡期間で、65名の下顎インプラントオーバーデンチャーにおいて、3種類のスタッドアバットメント（ロケーター、ボール［マトリックス：プラスチックキャップ］、ボール［マトリックス：ゴールドキャップ］）の修理回数を示している。修理回数が多い順に、ボール［マトリックス：ゴールドキャップ］＞ロケーター＞ボール［マトリックス：プラスチックキャップ］であった (Mackie A et al. J Prosthodont 2011; 24: 328-331.)。

表1-3-4 IODのアタッチメント別修理回数

	ロケーター (n=25)	ボール（メタルマトリックス） (n=23)	ボール (O-ring) (n=8)
初期の維持力が強すぎる	4	0	0
12ヵ月後維持力喪失のため、パトリックス部の交換	24	4	10
維持力の早期喪失	4	0	3
パトリックス部の喪失かボール部の破折	2	1	1
補綴物の破折	1	1	0
合計	35	6	14

1年間の追跡機関で、60名の下顎2本インプラント支持オーバーデンチャーにおける、3種類のスタッドアバットメントの修理回数を検討した。ロケーターアタッチメントが、もっとも修理回数が多かった。初期の維持力が強すぎると、患者が自力で義歯を外せなくなる (Kleis WK et al. Clin Impl Dent Relat Res 2010; 12(3): 209-218.)

1-3-3 アタッチメント別患者満足度

患者満足度においては、バー＞ボール＞磁性アタッチメントの順で高くなります【表1-3-5】。

1. インプラント治療において、補綴的合併症の発生率は高く、時間的にも経済的にもコストがかかる。
2. インプラントオーバーデンチャーの困難性は、その構造的な複雑さに起因する。
3. アタッチメント別の補綴的合併症の頻度は、

磁性＞ボール＞バーアタッチメントの順で多い。
4. スタッドアタッチメントでの補綴的合併症の頻度は、ボールのゴールドキャップ＞ロケーター＞ボールのプラスチックキャップアタッチメントの順で多い。

表 1-3-5 IODのアタッチメント別の補綴的合併症の種類と発生率、患者満足度のシステマティックレビュー

著者	年	患者数/インプラント本数	アタッチメントの種類	インプラント生存率(%)	修理と合併症の種類	修理と合併症の発生割合	患者満足度
Mericske-Stern et al.	1994	33/66	Bar Ball	95	—	—	—
Naert et al.	1994	36/72	Bar Ball Mag	100	Bar クリップの締め直し / Ball マトリックスの締め直し / Mag 疲労、磨耗	Ball Mag ＞ Bar	有意差なし
Davis et al.	1996	25/52	Ball Mag	100 / 91.7	Ball マトリックスの締め直し / Mag 義歯床の調整	—	—
Davis et al.	1997	25/52	Bar Ball Mag	96.2	Ball マトリックスの締め直し / Mag 磁力を評価し交換	有意差なし	—
Gotfredsen et al.	1997	32/69	Ball Mag	98.5	—	—	—
Wismeijer et al.	1997	110/283	Bar Ball	—	—	—	有意差なし
Naert et al.	1998	36/72	Bar Ball Mag	98.7	Ball マトリックスの締め直し / Mag 磁力を評価し交換	有意差なし	Ball ＞ Mag
Davis et al.	1999	25/52	Ball Mag	96.2 / 91.7	Bar クリップの締め直し / Ball マトリックスの締め直し / Mag 疲労、磨耗	Mag ＞ Ball ＞ Bar	—
Naert et al.	1999	36/72	Bar Ball Mag	98.7	—	—	—
Wismeijer et al.	1999	110/283	Bar Ball	97.5 / 100	Bar クリップの締め直し / Ball マトリックスの締め直し	Bar ＞ Ball（1年）違いなし（2〜5年）	—
Gotfredsen et al.	2000	26/52	Bar Ball	98.1	—	—	—
Payne et al.	2000	59/104	Bar Ball	—	Bar クリップの締め直し / Ball O-ringの交換	有意差なし（単一＞複合）	有意差なし
Davis et al.	2000	37/74	Bar Ball Mag	95.8 / 100 / 91.7	Bar クリップの締め直し / Ball マトリックスの締め直し / Mag 疲労、磨耗	Ball Mag ＞ Bar	—
Walton et al.	2002	64/128	Bar Ball	—	Bar クリップの締め直し / Ball キャップ・スプリング置換	Ball ＞ Bar	—
Walton	2003	100/200	Bar Ball	100	Bar クリップの締め直し / Ball マトリックスの締め直し	Ball ＞ Bar	—
Assad et al.	2004	10/20	Bar Mag	—	—	—	—
Naert et al.	2004	36/72	Bar Ball Mag	100	—	—	—
Naert et al.	2004	36/72	Bar Ball Mag	—	Bar クリップの締め直し / Ball マトリックスの締め直し / Mag 疲労、磨耗	Mag ＞ Ball ＞ Bar	Bar Ball ＞ Mag
Timmerman et al.	2004	111/294	Single Bar TriPle Bar Ball	—	—	—	Bar ＞ Ball
MacEntee et al.	2005	68/136	Bar Ball	—	Bar クリップの締め直し / Ball マトリックスの締め直し	Ball ＞ Bar	Bar ＞ Ball
Stoker et al.	2007	110/294	Single Bar TriPle Bar Ball	—	—	Ball ＞ Bar	—
Abd El-Dayem.	2009	10/20	Cast Bar 組立式 Bar	—	—	—	—
Cune et al.	2010	18/36	Bar Ball Mag	—	—	—	有意差なし
Keis et al.	2010	60/120	Ball locator	93.3	Ball O-ring部の交換 / locator パトリックス部の交換	locator ＞ Ball / Mag ＞ Ball ＞ Bar locator ＞ Ball	有意差なし Bar ＞ Ball ＞ Mag

補綴的合併症の発生率は、磁性＞ボール＞バーの順で高く、ロケーター＞ボールの順で高かった。また患者満足度においては、バー＞ボール＞磁性の順で高かった（Kim HY et al. J Adv Prosthodont 2012; 4: 197-203.）。

1章4　力学的要因

1-4-1　インプラント体辺縁骨への応力集中

　インプラントオーバーデンチャーの力学的合併症は、咬合負荷による応力の集中を要因とします。

　特に、インプラント辺縁骨に応力が集中すると、骨吸収の原因となってしまいます。できるだけ辺縁骨に応力が集中しにくい治療デザインを選択するべきです。

　また、インプラント体とその構造物（アバットメント、スクリュー、アタッチメントなど）に生じるズレは、過剰な応力を招きます。そして、構造物の破折や緩みを生じるのです。

　Hong（2012年）らは、下顎2本インプラント支持ボールアタッチメントのインプラントオーバーデンチャーをモデルに、インプラント間距離と辺縁骨への応力集中の程度を、有限要素法にて考察しました。

　下顎骨オトガイ孔間に2本のインプラント体が、連結されずに義歯を維持した場合、インプラント体の位置が離れれば離れるほどに、辺縁骨への応力の集中が認められました【図1-4-1】。

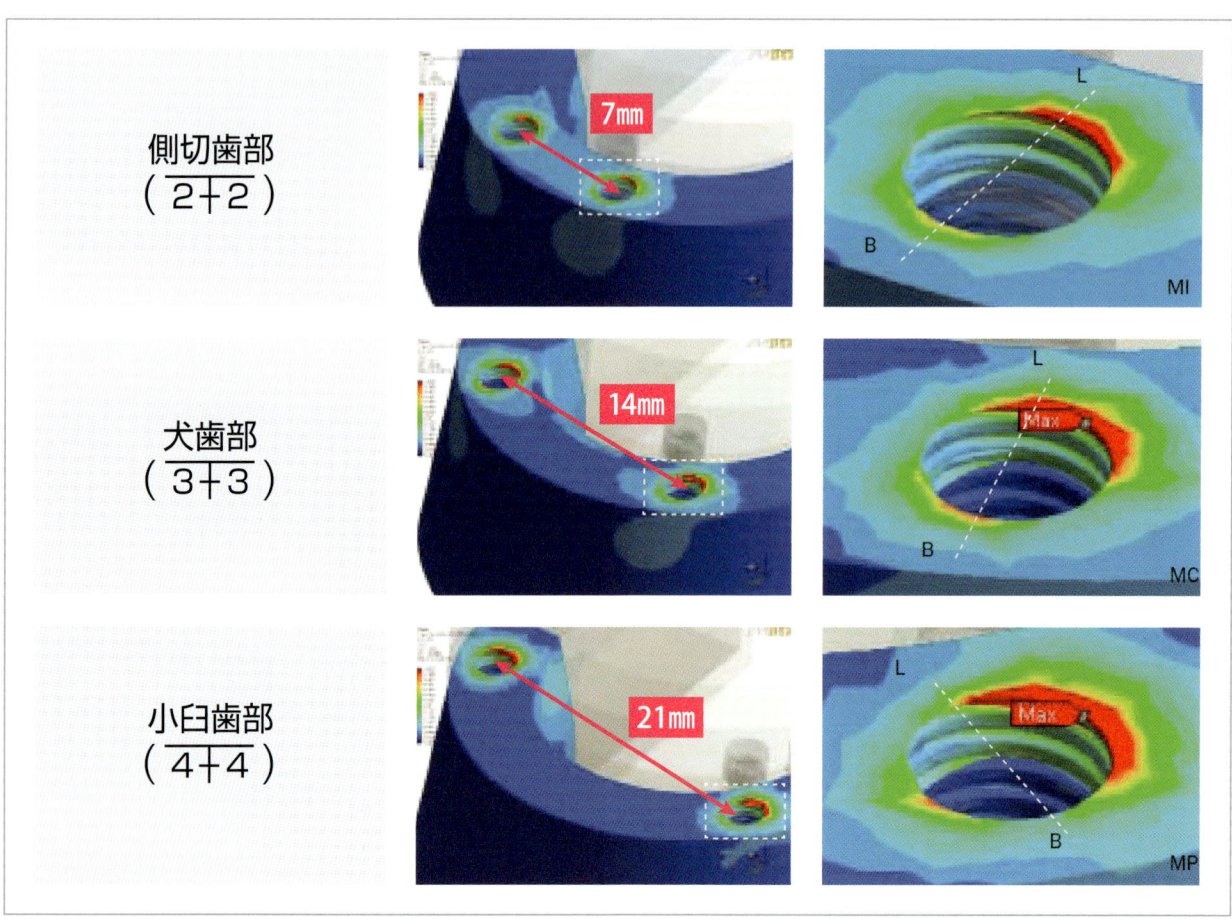

図1-4-1　下顎2本インプラント支持ボールアタッチメントのインプラント間距離と辺縁骨への応力の集中を示す。100Nで咬合。両側切歯部にインプラントを位置させた有限要素モデルが、辺縁骨への応力の集中が少なかった（Hong HR et al. Int J Oral Maxollofac Implants 2012;27:e69-e76より引用・改変）。

また、下顎2本インプラント支持による、ボールあるいはバーアタッチメントのインプラントオーバーデンチャーをモデルに有限要素法で検索すると、前方位と側方位において、辺縁骨に生じる応力の分布を検索すると、ボールアタッチメントのインプラント体において、辺縁骨部への応力の増加を認めます【図1-4-2】。

バーによってインプラント体を連結するアタッチメントは、インプラント体辺縁骨への応力の集中を逃す働きがあると示唆されます。

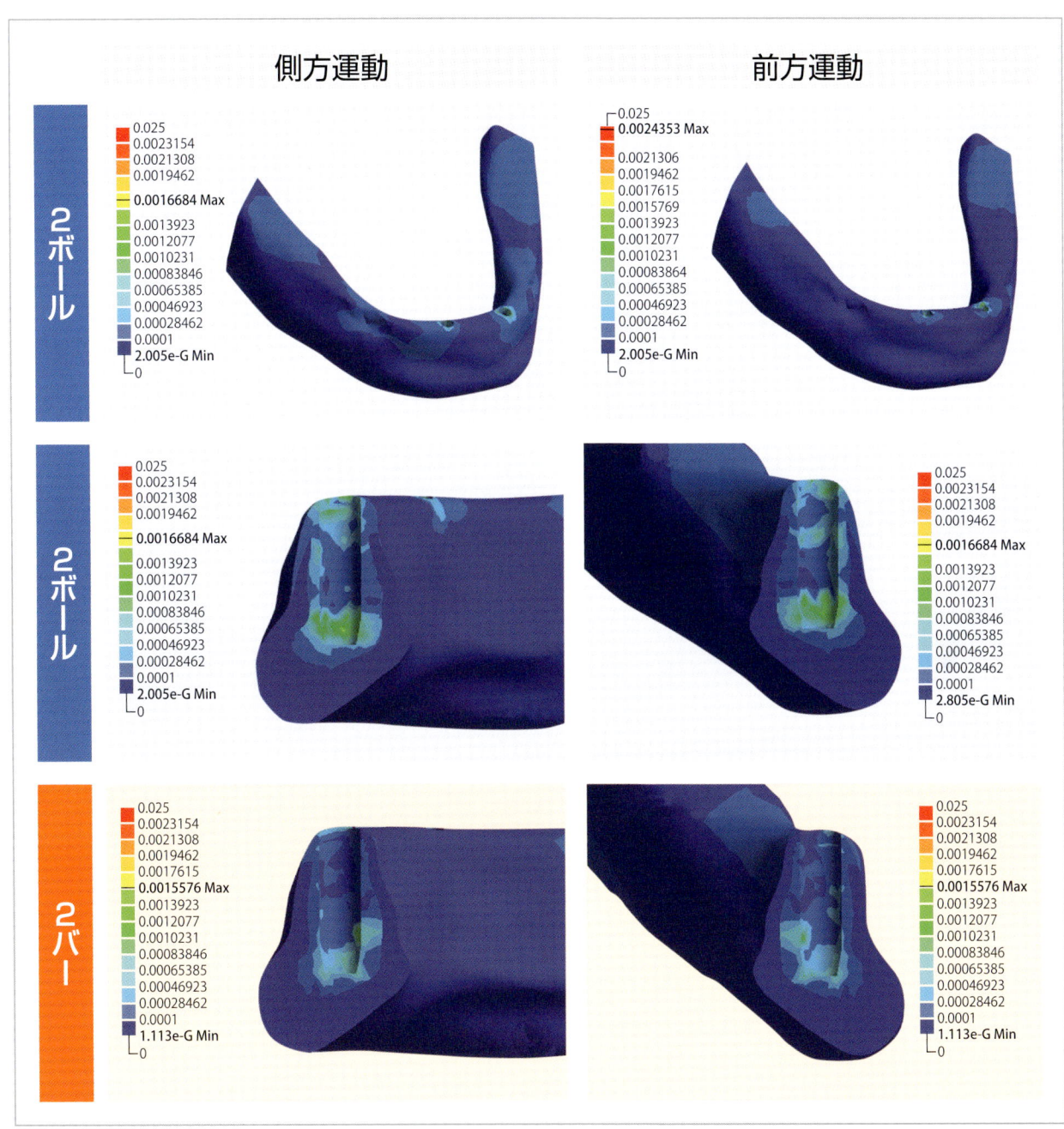

図1-4-2 運動時にかかる作業側インプラント辺縁骨への応力。下顎2本インプラント支持ボールアタッチメントとバーアタッチメントにおいて、側方位と前方位の作業側におけるインプラント周囲骨での応力分布。どちらでも、ボールアタッチメントのインプラント体辺縁骨に応力が多くかかる（Vafaei F et al. J Oral Impl 2011;4:421-429 より引用・改変）。

1-4-2 バー（メタルフレーム）の材質の違いによる応力の変化

　2本インプラント支持バーアタッチメントのインプラントオーバーデンチャーでは、バーアタッチメント（メタルフレーム）の材質によって応力も異なります。特に、その材質間の特徴をより明解にするために、1本のインプラントとメタルフレーム間に、垂直的なズレ（100μm）を設定しました。

　もっとも応力が多く作用するバーの材質は、コバルトクロム製であり、より弾性の高い金合金製バーがもっとも応力が作用しませんでした。同様に、インプラント体の辺縁骨にもコバルトクロム製バーに応力が大きく作用しました【図1-4-3】。

　また、バーアタッチメント（メタルフレーム）とインプラント体との接続のズレは、応力をより大きく作用させます。【図1-4-4、5】。

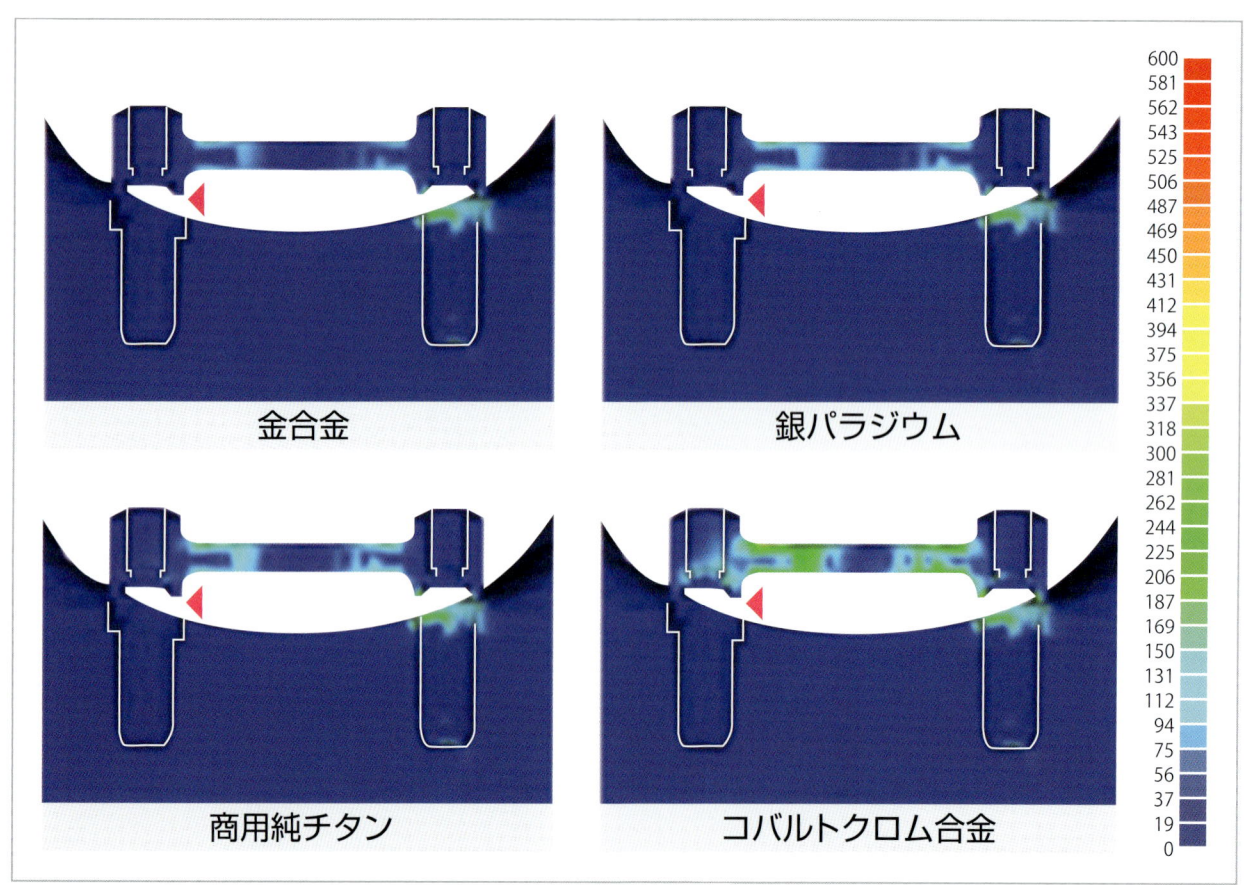

図1-4-3　下顎2本インプラント支持バーアタッチメントのインプラント体と、さまざまな材質のメタルフレームにおける有限要素法の応力分布。インプラント体とメタルフレームの接合部における垂直的なズレ（100μm）を設定してある。各材質間の特徴をより表現するために、垂直的なズレをモデルに組み込んだ。（◀）応力は金合金製＜銀パラジウム製＜商用純チタン製＜コバルトクロム製で、金合金製フレームへの応力がもっとも少ない（Abreu RT et al. J Prosthodont 2010;19:425-431.）。

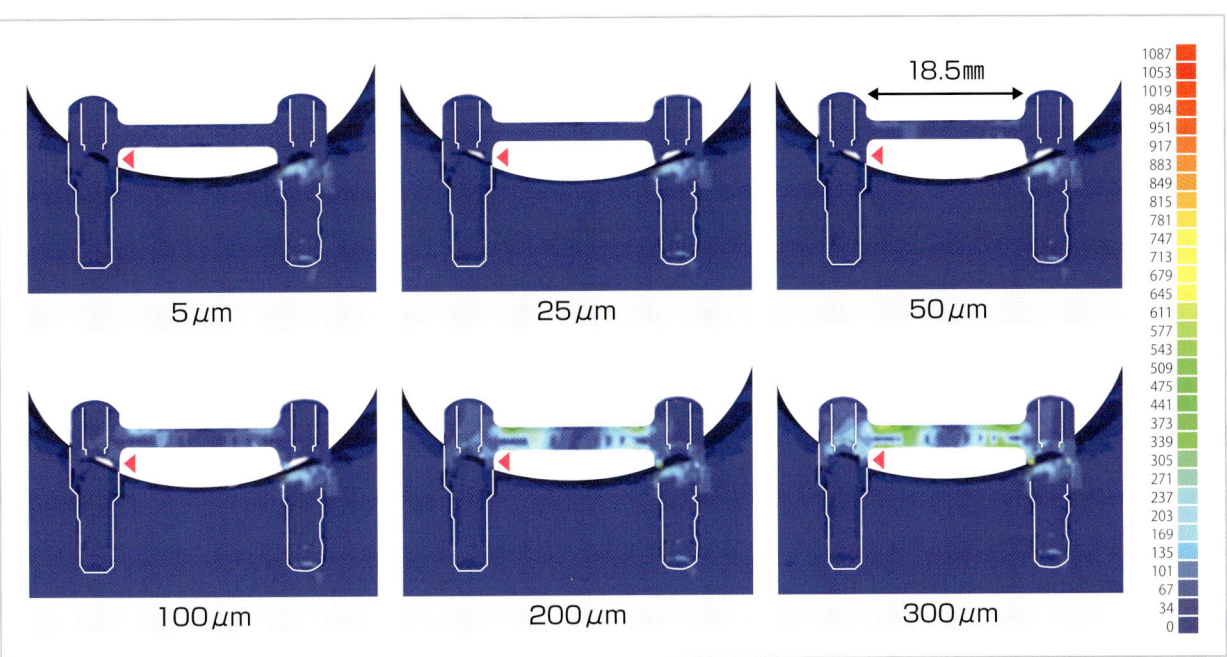

図 1-4-4 インプラントとメタルフレームの接合部における垂直的なズレ（◀）が大きいほど金合金製フレームへかかる応力は大きい（Spazzin AO et al. J Prosthodont 2011;20:280-285.）。

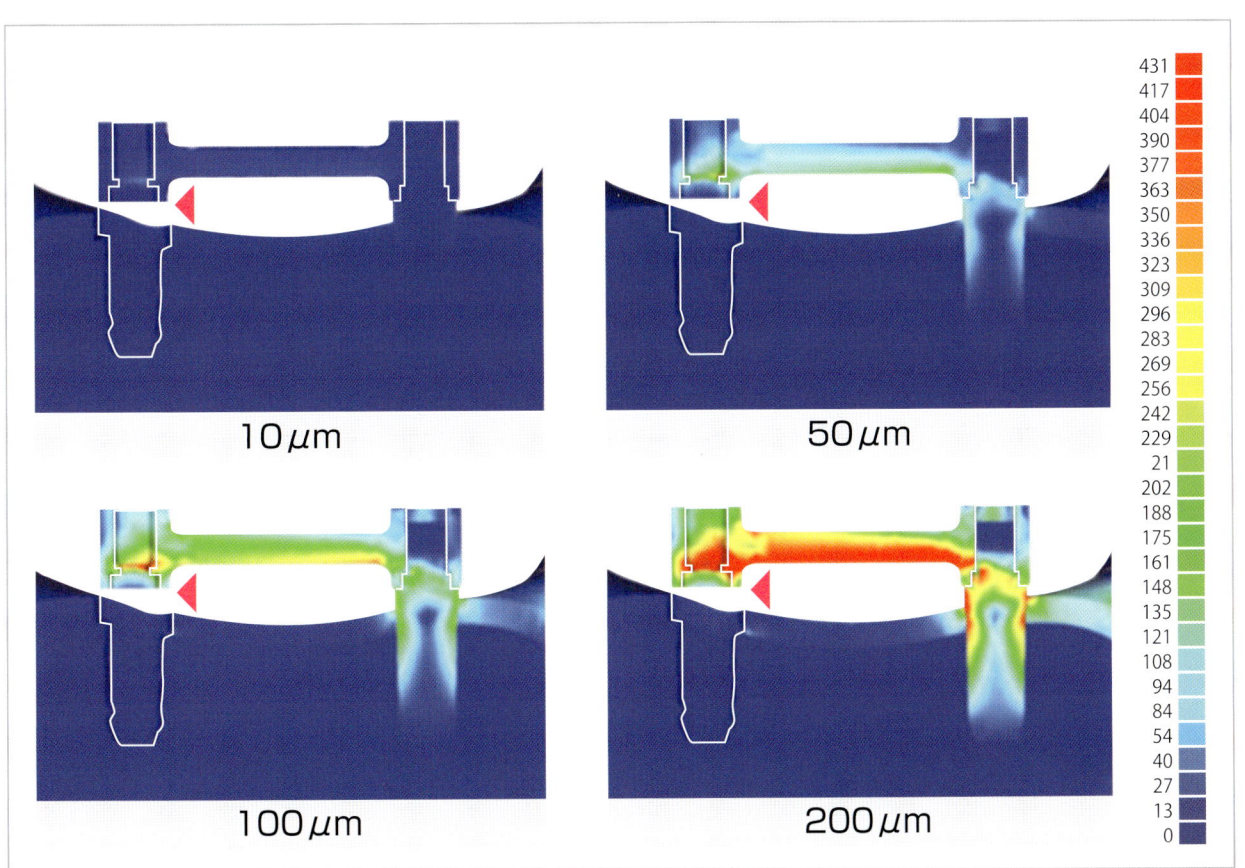

図 1-4-5 インプラントとメタルフレームの接合部における水平的なズレ（◀）が大きいほどインプラントと金合金製フレームへかかる応力は大きい（Spazzin AO et al. J Prosthodont 2011;20:517-522.）。

1章 なぜインプラントの オーバーデンチャーは壊れるのか？

1-4-3 ボールアタッチメントの義歯床下における軟組織と応力

一方、下顎2本インプラント支持ボールアタッチメントのインプラントオーバーデンチャーにおいては、軟組織の厚みが、厚ければ厚いほど、インプラント体とその構造物に対する応力が増加します【図 1-4-6】。

1. ボールアタッチメントにおいては、インプラント間距離を長くすれば、インプラント辺縁骨への応力は大きい。
2. バーアタッチメントに比べて、ボールアタッチメントは辺縁骨への応力が大きい。
3. ボールアタッチメントのズレが大きいほど、応力は大きくなる。
4. ボールアタッチメントのインプラントオーバーデンチャー下の軟組織の厚みが、厚ければ厚いほど、インプラント体とその構造物への応力は大きい。

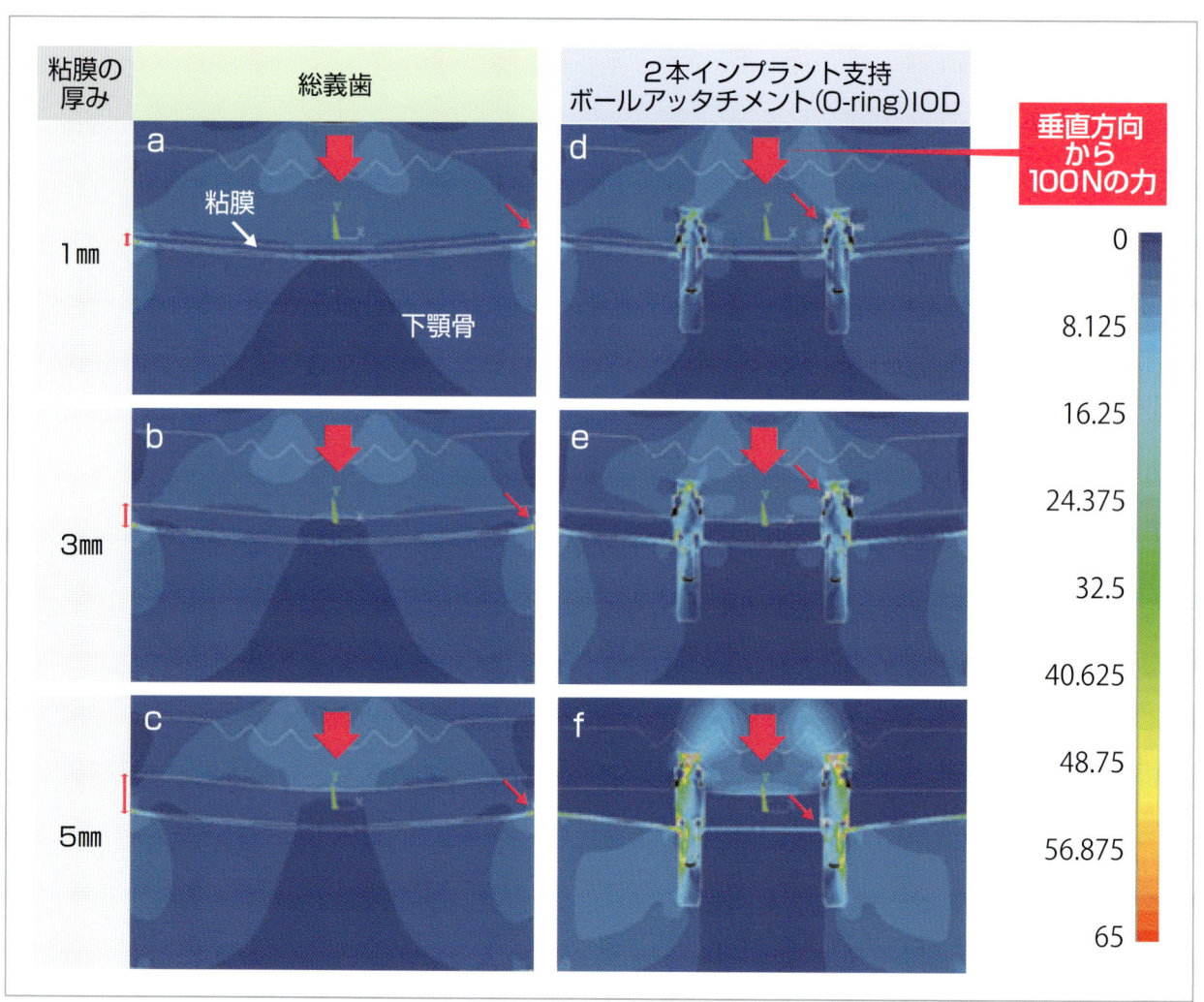

図 1-4-6　義歯床下の軟組織の厚みと応力の分布。粘膜の厚みを変えて、総義歯と下顎2本インプラント支持ボールアタッチメントのインプラントオーバーデンチャーにおけるインプラント構造物への応力分布を検索した。インプラントオーバーデンチャーでは、粘膜の厚みが厚くなるほど、インプラント構造物への応力が増加した（Assuncao W et al. Gerodontology 2009; 26:273-281.）。

1-4-4 インプラント周囲骨とアタッチメントのひずみ

　義歯の脱着によって、インプラント体の周囲骨にひずみ（物体の変形）が生じます。ひずみは、アタッチメントの種類によって異なります。

　Takeshitaら（2011年）によると、2本のインプラント体が下顎犬歯部に埋入されたインプラントオーバーデンチャーを模した実験モデルで引っ張り試験を行ったところ、インプラント体の周囲骨にもっとも変形を与えるのは、バーアタッチメントでした。もっとも変形が少なかったのは、磁性アタッチメントでした【表1-4-1】。バーアタッチメントでは、インプラント体が連結されており、さらにアタッチメントの維持力が大きいので、引っ張り試験による周囲骨の影響が大きいのです。

　一方、磁性アタッチメントは、インプラント体が連結されておらず、しかもボールアタッチメントよりも維持力が小さいので、周囲骨のひずみが少ないのです。インプラントオーバーデンチャーの脱着の際に、もっともインプラント体の周囲骨にストレスを加えないのは、磁性アタッチメントといえるでしょう。

　また、各種アタッチメントに荷重を加えた際、アタッチメントを支持しているインプラント体の周囲骨に生じるひずみを計測したところ、左右大臼歯部に荷重を与えると、変形がもっとも大きいのは、ボールアタッチメントでした【表1-4-2】。前歯部に荷重を加えた場合、磁性アタッチメントにもっともひずみを生じました。

　この実験モデルに設定されたバーアタッチメントは、回転を許容するようなバー形態（断面

表1-4-1 引っ張り試験におけるインプラント周囲骨の平均ひずみ（$\mu\varepsilon$）

引張り方向	アタッチメント バー	アタッチメント ボール	アタッチメント 磁性	アタッチメント別 統計的有意差
垂直方向	189.8$\mu\varepsilon$（±14.2）	130.0$\mu\varepsilon$（±21.2）	28.4$\mu\varepsilon$（±2.5）	バー＞ボール（p=0.000） バー＞磁性（p=0.000） ボール＞磁性（p=0.000）
前歯部	134.7$\mu\varepsilon$（±17.9）	102.1$\mu\varepsilon$（±4.3）	25.7$\mu\varepsilon$（±3.6）	バー＞磁性（p=0.000） ボール＞磁性（p=0.000）
臼歯部	59.3$\mu\varepsilon$（±1.6）	109.7$\mu\varepsilon$（±12.4）	24.2$\mu\varepsilon$（±3.5）	ボール＞バー（p=0.000） バー＞磁性（p=0.000） ボール＞磁性（p=0.000）
統計的有意差	垂直＞前歯（p=0.007） 垂直＞臼歯（p=0.000） 前歯＞臼歯（p=0.001）	垂直＞臼歯（p=0.024）		

＊「ひずみ」とは物体に荷重がかけられたときの単位長さあたりの変化量。
義歯の脱着を想定した引っ張り試験の際に生じる、インプラント体周囲骨のひずみを計測した。磁性＜ボール＜バーアタッチメントの順に大きくなる（Takeshita S et al. Dental Materials J 2011; 30(6):928-934.）。

1章 なぜインプラントの オーバーデンチャーは壊れるのか？

が円形）とメタルクリップであったので、荷重によるストレスは粘膜にも分担されました。

前歯部に荷重が加えられた場合では、平坦な形態の磁性アタッチメントに荷重のストレスが加わり、もっとも大きな周囲骨のひずみを生じ、ボールアタッチメントには金合金製マトリックスが用いられており、前歯部への荷重ストレスが逃げたと解釈できます。

さらに、Chung（2004年）らは、同様に、引っ張り試験による各アタッチメントの平均ひずみ（%）を検索しました【表1-4-3】。磁性がもっともひずみが小さく、ボール、バーアタッチメントの順でひずみは大きくなりました。

1-4-5　1章のまとめ

1. 動きや回転がより大きい義歯では、対合側を含め、顎骨の吸収が大きい。
2. IODの生物学的合併症の有病率は、性別、年齢、インプラント本数、アタッチメントの種類、連結様式、システム間において、統計的な有意差はない。
3. IODの補綴的合併症の発生率は、磁性＞ボール＞バーアタッチメントの順に頻度が高い。
4. 咬合荷重時にインプラント周囲骨にひずみ（変形）を生じるのは、ボール＞バー＞磁性アタッチメントの順であった。

表1-4-2　荷重を加えた際に発生する左側インプラント体周囲骨の平均ひずみ（$\mu\varepsilon$）

引張り方向	バー	ボール	磁性	アタッチメント別 統計的有意差
ひずみゲージと同側の、左側第一大臼歯部	241.0$\mu\varepsilon$(±11.1)	597.0$\mu\varepsilon$(±25.9)	97.6$\mu\varepsilon$(±15.4)	ボール＞バー（$p=0.000$） バー＞磁性（$p=0.000$） ボール＞磁性（$p=0.000$）
ひずみゲージと反対側の、右側第一大臼歯部	152.0$\mu\varepsilon$(±20.1)	502.0$\mu\varepsilon$(±40.7)	41.2$\mu\varepsilon$(±13.1)	ボール＞バー（$p=0.000$） バー＞磁性（$p=0.000$） ボール＞磁性（$p=0.000$）
前歯部正中部	98.8$\mu\varepsilon$(±5.7)	122.0$\mu\varepsilon$(±4.0)	152.0$\mu\varepsilon$(±13.0)	磁性＞ボール（$p=0.000$） 磁性＞バー（$p=0.000$） ボール＞バー（$p=0.000$）

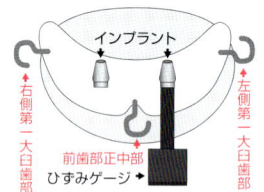

アタッチメント別に荷重を加えて、インプラント体周囲骨のひずみを計測した。インプラント体周囲骨のひずみのもっとも大きいのは、ボールアタッチメントであり、小さいのは磁性アタッチメントであった（Takeshita S et al. Dental Materials J 2011; 30(6):928-934.）。

表1-4-3　引っ張り試験における各アタッチメントに生じる平均ひずみ(%)

		軽度	中等度	重度
磁性アタッチメント	Magnedisc magnet	0.78(±0.20)%		
磁性アタッチメント	Shiner SR magnet	1.00(±0.29)%		
磁性アタッチメント	Maxi 2 magnet	1.02(±0.08)%		
ロケーターアタッチメント ピンク色	Locator LR pink		1.46(±0.17)%	
	ERA gray		1.64(±0.09)%	
ボールアタッチメント	Spheroflex ball		1.84(±0.06)%	
	ERA white		1.86(±0.11)%	
ロケーターアタッチメント 白色	Locator LR white			2.42(±0.13)%
バーアタッチメント	Hader bar & metal clip			2.78(±0.15)%
	統計的有意差	0.673	0.075	0.154

引っ張り試験の際、各アタッチメントに生じるひずみを計測した。磁性＜ボール＜バーアタッチメントの順で大きくなった（Chung KH et al. J Prosthodont 2004;13(4):221-226.）。

2章

インプラントオーバーデンチャーのどこが壊れるのか？

2章 1 インプラント体の壊れるところ _____ 34

2章 2 アタッチメントの壊れるところ _____ 40

2章 3 義歯床、対合義歯の壊れるところ _____ 48

こうすれば防げる
インプラント
オーバーデンチャーの
リペア

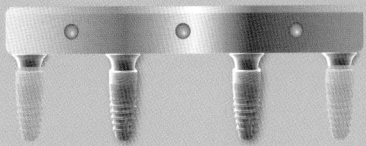

2章 1 インプラント体の壊れるところ

2-1-1 インプラント体の喪失

インプラント体の喪失は，インプラント治療の合併症の中でも，もっとも重篤かつ最終的なものです．

表面性状が機械処理のインプラント体では，オッセオインテグレーションが確立せず，上部構造を装着する以前（咬合負荷前）に，インプラント体が喪失してしまう割合（早発性喪失率）が多いです【図2-1-1】．

表2-1-1は，インプラント本数1,000本以上を対象とした，非常に大きなデータなのですが，機械処理のインプラント体が多く含まれているデータです．

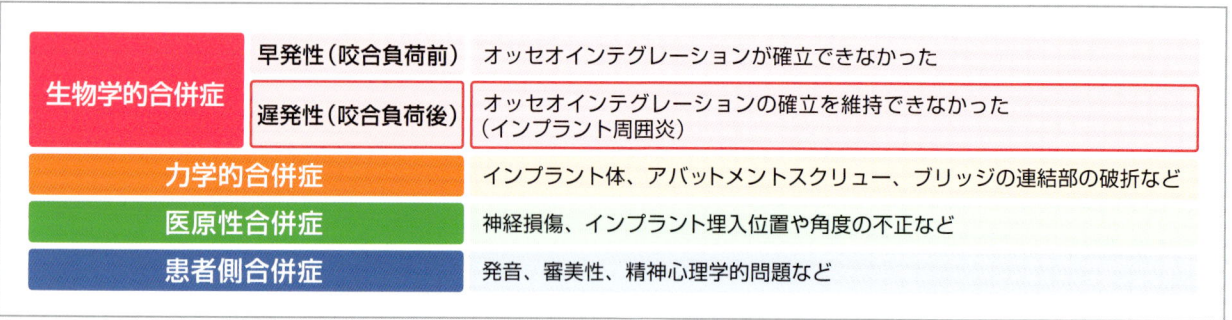

図 2-1-1　オッセオインテグレーションコンセプトに基づいたインプラント治療の合併症．多くのインプラント体の喪失は，遅発性の生物学的合併症であるインプラント周囲炎が要因である (Esposite M et al. Eur J Oral Sci 1998; 106(1): 527-551.)．

表 2-1-1　インプラント固定性全部義歯とIODのインプラント体の喪失率

		本数	喪失率	早発性喪失率	遅発性喪失率
インプラント固定性全部義歯 期間：1ヵ月〜15年	両顎	6,609本	5.8% (384本/6,609本)	2.6% (171本/6,609本)	3.2% (213本/6,609本)
	上顎 41.2% (2,722本/6,609本)		9.9% (270本/2,722本)	3.9% (107本/2,722本)	6.0% (163本/2,722本)
	下顎 58.8% (3,887本/6,609本)		2.9% (114本/3,887本)	1.6% (64本/3,887本)	1.3% (50本/3,887本)
インプラントオーバーデンチャー 期間：3ヵ月〜13年	両顎	2,306本	12.8% (295本/2,306本)	5.9% (136本/2,306本)	6.9% (159本/2,306本)
	上顎 38.1% (878本/2,306本)		27.4% (241本/878本)	14.8% (103本/878本)	15.7% (138本/878本)
	下顎 61.9% (1,428本/2,306本)		3.4% (49本/1,428本)	2.1% (30本/1,428本)	1.3% (19本/1,428本)

インプラントオーバーデンチャーのインプラント体の喪失は，インプラント固定性全部義歯より割合が高く，特に上顎部の義歯で高い (Esposite M et al. Eur J Oral Sci 1998; 106(1): 527-551.)．

早発性喪失は含めずに、遅発性喪失率を中心に表をみると、固定性インプラント補綴物に比べて、インプラントオーバーデンチャーでのインプラント体の喪失率が大きいです。

遅発性喪失は、主にインプラント周囲炎が要因となるものです。

インプラント治療の全体でみると、インプラント周囲炎の有病率は12〜43%【表2-1-2】といわれています。インプラントオーバーデンチャーにおいても、インプラント周囲炎の予防は喫緊の課題といえるでしょう。

さらに、インプラントオーバーデンチャーのなかでも、下顎部に比べて、上顎部のインプラント体の喪失が大きいです。

システマティックレビューによって、上顎部と下顎部のインプラントオーバーデンチャーでのインプラント体の喪失率を比較すると、多くの報告で上顎部のインプラント体の喪失が多いです【表2-1-3】。

下顎骨に比べて、上顎骨の骨質が脆弱であるといった解剖学的な要因が影響していると示唆されています。

上顎部にインプラントオーバーデンチャーを計画するのであれば、インプラント体の喪失に備えて、咬合負荷により抵抗力を持つために、インプラント体の本数をより多く埋入するなどの工夫が必要でしょう。

表2-1-2 インプラント周囲組織炎の疾患の有病率

	研究	BoP+であったインプラント周囲組織(%)	インプラント周囲粘膜炎(%)	インプラント周囲炎(%)
1	Schellerら (1998年)	24.0%		
2	Polizziら (2000年)	27.3%		
3	Baelum & Ellegaard (2004年)	69.5〜90.5%		
4	Karoussis (2004年) & Bragger (2005年)			15.4〜15.7%
5	Franssonら (2005, 2008年)	92.0%		12.4%
6	Roos-Jansakerら 2006年) & Renvertら (2007年)	75.4%	50.6%	43.3%

インプラント体の喪失は、生物学的な合併症であるインプラント周囲炎によるものがほとんどである（Zitzmann NU, Berglundh T. J Clin Periodontol 2008; 35(8Suppl): 286-291.）。

表2-1-3 インプラントオーバーデンチャーにおけるインプラントの成功率

	インプラント成功率		経過観察期間
	上顎	下顎	
Jemt(1991)	72.4%	94.5%	5年
Naert(1998)	88.6%		4年
Bergendai(1998)	75.4%	100%	7年
Kiener(2001)	95.5%		8年
Naert(2004)		100%	10年
Visser(2005)		99.9%	5年

上顎部のインプラントオーバーデンチャーは、下顎部のそれに比べて、成功率が低い（Laurito D et al. Ann Stomatol 2012; 3(1): 2-10.）。

2-1-2 インプラント体の破折

インプラント体の破折は、インプラント体の除去を必要とする重篤な合併症です。破折したインプラント体の除去は、侵襲度の高い外科術式を要します。感染が生じていないならば、そのまま放置して、骨内に残留させるのも一つの方法です。

Goodacre ら（1999 年）のシステマティックレビューをみると【表2-1-4】、インプラント補綴物での発生率の多くは、1％以下です。

他の合併症と比べて、破折の発生率は低いものですが、インプラント体の喪失と同じように、維持装置の変更、インプラント体の追加、義歯の再製作などを要します。直接的な要因としては、過大な咬合力によります。インプラント体の材質【表2-1-5】、本数、埋入位置、埋入傾斜や、ブラキシズムなどのパラファンクションの存在が、リスク要因となります。

予防法としては、多くの症例において、インプラント体の破折の前に、アバットメントスクリューの頻繁な緩み、辺縁骨の吸収を呈します。これらが何度も生じるなら、補綴様式や咬合形態の変更を要します。

明確な医学的根拠（エビデンス）は存在しませんが、インプラント嵌合形態による、破折線の位置の違いも指摘されています【図2-1-2】。

特に、エクスターナルバットジョイントは、アバットメントがインプラント体外部で嵌合するので、過大な咬合力が加わっても、アバットメントスクリューの緩みや破折のみで済む、といわれています。

一方、インターナルバットジョイントやイン

表 2-1-4　インプラント体の破折におけるシステマティックレビュー

		義歯の種類	観察期間	インプラント本数	患者数（罹患率）
Adell et al	（1981）	インプラント固定性全部義歯	1.5 年	1,997 本	69 名（3.5 %）
Naert et al	（1992）	インプラント固定性全部義歯	7 年	564 本	3 名（0.5 %）
Naert et al	（1992）	インプラント固定性部分義歯	7 年	465 本	5 名（1.0 %）
Pylant et al	（1992）	インプラント固定性部分義歯	2 年	102 本	1 名（1.0 %）
Quirynen et al	（1992）	インプラント固定性部分義歯	6 年	509 本	5 名（1.0 %）
Lekholm et al	（1994）	インプラント固定性部分義歯	5 年	558 本	5 名（1.0 %）
Gunne et al	（1994）	インプラント固定性部分義歯	3 年	521 本	3 名（1.0 %）
Tolman and Laney	（1993）	インプラント固定性義歯 /IOD	6.5 年	1,778 本	3 名（0.2 %）
Allen et al	（1997）	インプラント複数歯補綴	6 年	66 本	2 名（3.0 %）
			計	6,560 本	96 名（1.5 %）

インプラントオーバーデンチャーにおける破折の罹患率は、他のインプラント補綴物とほとんど変わりない（Goodacre C et al. J Prosthet Dent 1999; 81: 537-552.）。

ターナルテーパージョイントは、辺縁骨の吸収により、周囲骨によるインプラント体の支持が少なくなると、アバットメントの根尖部周辺に破折線が生じます。

また、モーステーパージョイントは、辺縁骨の吸収に伴い、アバットメント根尖部に破折線を生じるか、あるいはモーステーパー嵌合部のインプラント体がもっとも薄くなる部位にインプラント体長軸方向に破折線ができるなどの傾向があります。

表 2-1-5　インプラント体の材質

	降伏強さ	引っ張り強さ
商用純チタン　グレード1	172Mpa	241Mpa
商用純チタン　グレード2	276Mpa	345Mpa
商用純チタン　グレード3	379Mpa	448Mpa
商用純チタン　グレード4	483Mpa	552Mpa
Ti-6Al-4V	828Mpa	897Mpa

商用純チタンとチタン合金の曲げ強さの分類。チタンの純度が1〜4へと落ちて行くほどチタンの純度は低くなるが、曲げ強さは強くなる（Froum SJ. Dental implant complications. Etilogy, Prevention, and Treatment. Oxford: Blakwell publishing, 2010.）。

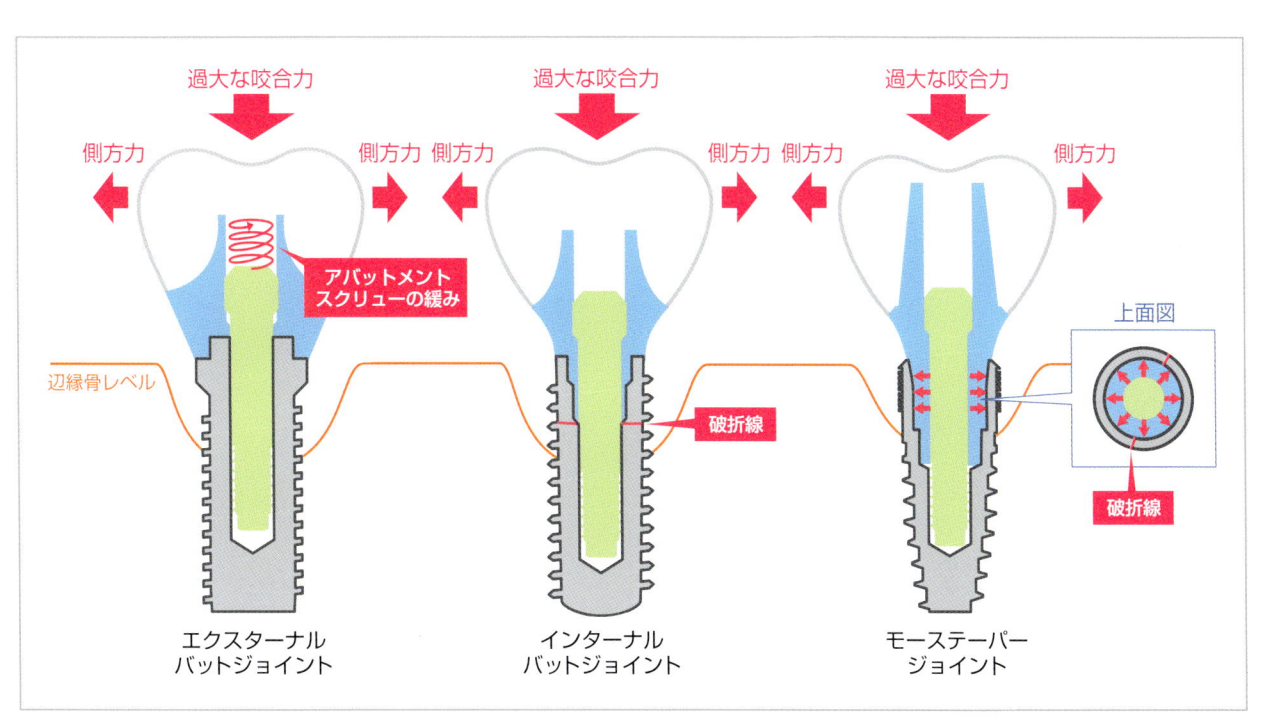

図 2-1-2　インプラント体の破折の主な要因は、パラファンクションなどの過大な咬合力による。エクスターナルバットジョイントは、アバットメントスクリューの緩みや破折が生じやすいが、インプラント体の破折は生じにくい。インターナルバットジョイントは、インプラント体内にアバットメントとの嵌合部があるために、アバットメントスクリューは緩みにくいが、辺縁骨の吸収に伴い、インプラント体のアバットメント根尖部周囲に破折線ができる。モーステーパージョイントは、インプラント体内部でアバットメントと嵌合するために、辺縁骨の吸収に伴い、アバットメント根尖部周囲で破折するか、あるいはインプラント体の壁が薄い、嵌合部で縦方向に破折する（Jimbo R et al. Int J Oral Maxillofac Implants 2013; 28(4): e171-176.）。

2-1-3 アバットメントスクリューの緩み

インプラントオーバーデンチャーのアバットメントスクリューの緩みは、クラウンよりは少ないですが、2〜18％の発生率を呈します【表2-1-4】。

また、インプラントオーバーデンチャーの補綴的合併症において、もっとも頻度の高いものの一つです。直接的な要因は、過大な咬合力によります【図2-1-3】。

インプラント体の本数、埋入位置、埋入傾斜や、ブラキシズムなどのパラファンクションの存在が、リスク要因となります。明確な医学的根拠（エビデンス）は存在しませんが、インプラント嵌合形態による影響が指摘されています。

Gracisら（1999年）のシステマティックレビューによると、インターナルジョイント（ITI）とモーステーパージョイント（Astra）のインターナル嵌合のグループと、エクスターナルヘックス嵌合（Biomet 3i、Brånemark）のエクスターナル嵌合グループで、アバットメントや上部構造を固定するスクリューの緩みを検討しました。

3年間の、アバットメントスクリューの緩みの累積発症率は、インターナル嵌合グループ1.5％（95％信頼区間：0.4〜5.3％）で、エクスターナル嵌合グループ7.5％（95％信頼区間：4.2〜13.1％）でした。

また、3年間の、アバットメントスクリューの破折の累積発症率は、インターナル嵌合グループ0.0％（95％信頼区間：0.0〜0.9％）で、エクスターナル嵌合グループ0.1％（95％信頼区間：0.0〜0.5％）で、ほとんど発生していません。

さらに、3年間の、アバットメントの破折の累積発症率は、インターナル嵌合グループ0.0％

表2-1-6 アバットメントスクリューの緩みにおけるシステマティックレビュー

		義歯の種類	観察期間	罹患率
Naert et al	（1992）	インプラント固定性全部義歯	2.5年	6％
Hemmings et al	（1995）	インプラント固定性全部義歯	9年	1％
Naert et al	（1991）	IOD	1.5年	2％
Jemt et al	（1992）	IOD	1年	2％
Hemmings et al	（1995）	IOD	5.3年	6％
Naert et al	（1994）	IOD	1年	18％
van Steenberghe et al	（1990）	インプラント固定性部分義歯	1年	6％
Lekholm et al	（1994）	インプラント固定性部分義歯	5年	5％
Gunne et al	（1992）	インプラント固定性部分義歯	2年	2％
Gunne et al	（1994）	インプラント固定性部分義歯	3年	3％
Jemt et al	（1991）	インプラントクラウン	1年	26％
Jemt and Pettersson	（1993）	インプラントクラウン	3年	45％
Ekfeldt et al	（1994）	インプラントクラウン	2.5年	43％
Laney et al	（1994）	インプラントクラウン	3年	11％
Andersson et al	（1995）	インプラントクラウン	2-3年	2％
Haas et al	（1995）	インプラントクラウン	6年	16％
Lazzara et al	（1996）	インプラント複数歯補綴	5年	2.4％

クラウンより、アバットメントスクリューの緩みの罹患率は低いが、他の補綴様式とほとんど変わらない（Goodacre C et al. J Prosthet Dent 1999; 81: 537-552.）。

（95％信頼区間；0.0〜0.9％）で、エクスターナル嵌合グループ 0.0％（95％信頼区間；0.0〜0.3％）で、ほとんど発生していません。

まとめると、アバットメントと上部構造を固定するスクリューの緩みの発生率（年率）を、エクスターナル嵌合グループと比較して、インターナル嵌合グループでは緩みの発生率がより低いことが示唆されました【図 2-1-4】。

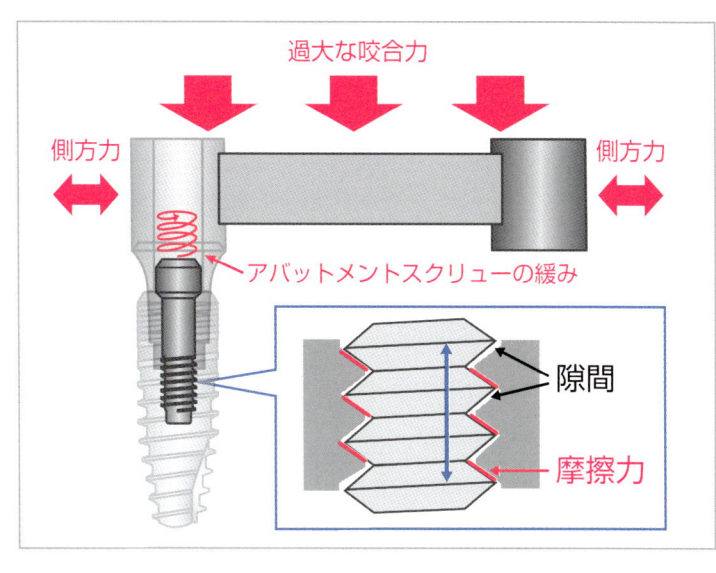

図 2-1-3 アバットメントスクリューの緩みは、頻繁に揺さぶられ、スクリューに戻り回転が生じることで発生する。インプラント体内のネジ受けとスクリューの間には、隙間が存在する。その隙間は、摩擦力の低下を招く。その状態でパラファンクションなどの過大な咬合力が働くと、アバットメントスクリューの緩みが生じてしまう。

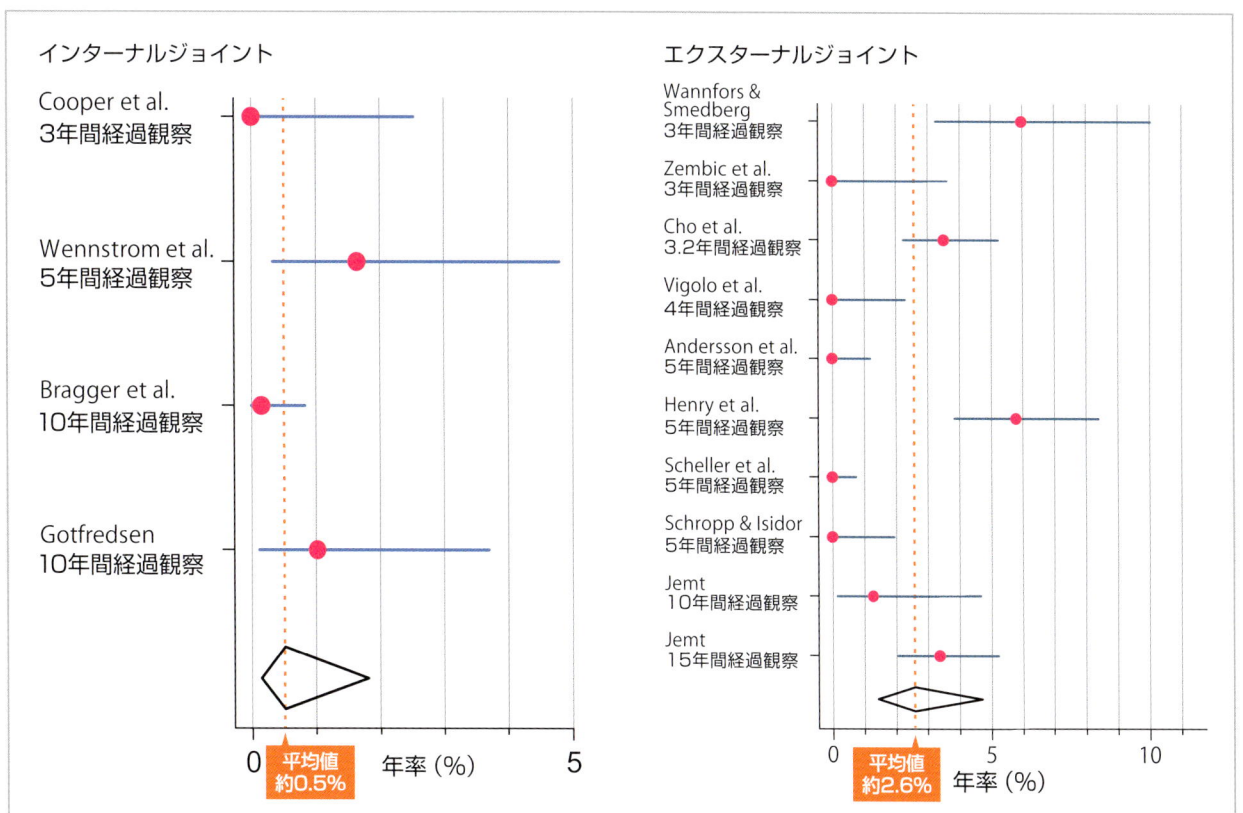

図 2-1-4 アバットメント・上部構造のスクリューの緩み（年率）。エクスターナルジョイント嵌合のインプラントシステムは、インターナル嵌合のものに比べて、アバットメントスクリューは緩みやすい。これらの要因がインプラント体の破折を予防するとの考え方も存在する（Gracis S et al. Clin Oral Impl Res 2012; 23(Supl. 6): 202-216.）。

2章 2　アタッチメントの壊れるところ

2-2-1　バーアタッチメントの合併症

　今まで述べてきたように、インプラントオーバーデンチャーの合併症でもっとも多いのは、アタッチメントの補綴的合併症です【表2-2-1、2】。

　アタッチメント別で、その故障する箇所は異なります。アタッチメントの種類によって、異なる合併症を解説します。

　バークリップアタッチメントのメインテナンス時にみられる合併症で、もっとも頻度が高いのは、クリップの締め直しです。また、補綴的な合併症としては、バーの疲労が挙げられます（1章3 表1-3-2 参照）。

　頻回の義歯の脱着により、クリップの緩みが大きくなります。クリップが緩んでしまうと、義歯の維持力が低下してしまいます。

　クリップには、金属製とプラスチック製のものがあります。プラスチック製クリップは、一度緩んでしまうと、クリップの交換を行うしかありません。一方、金属製クリップは、専用の器具を用いて、クリップの締め直しができます【図2-2-1】。

　バーの疲労は、咬合力によってバーがひずむ（変形する）ことで生じます【図2-2-2】。そのひずみが、バーを固定するスクリューを緩ませます【表2-2-3】。さらに、変形が大きい場合は、頻度は高くありませんが、バーの鑞着部で破折してしまいます【表2-2-4】。

　バーをひずませないようにするためには、2本のインプラント体で支持するのではなく、インプラント体の数を3～4本に増やし、支持を強化することも一つのオプションです。

　また、バーとクリップの材質によっても、経時的な維持力に差があります。金属製バーと金属製クリップであると、より疲労が大きいです【表2-2-5】。

表 2-2-1　クリップの緩みと締め直しの頻度

		観察期間	発生率
Jemt et al	1992	1年	17%
Johns et al	1992	1年	36%
Smedberg et al	1993	2年	56%
Naert et al	1994	2年	75%
Hemmings et al	1994	5年	40%
Allen et al	1997	6年	5%

表 2-2-2　クリップの破折と交換の頻度

		観察期間	発生率
Jemt et al	1992	1年	22%
Johns et al	1992	1年	13%
Smedberg et al	1993	2年	33%
Hemmings et al	1994	5年	12%
Wismeyer et al	1995	6.5年	9%
Zarb and Schmitt	1996	13年	13%
Allen et al	1997	6年	22%

クリップに関する合併症はインプラントオーバーデンチャーの合併症の中でも、もっとも頻度の高い合併症である（Goodacre C et al. J Prosthet Dent 1999;81:537-552.）。

2章 2　アタッチメントの壊れるところ

表 2-2-3　上部構造（バーアタッチメントのバー部）の
　　　　　　ゴールドスクリューの緩み

		義歯の種類	観察期間	罹患率
Naert et al	1992	インプラント固定性全部義歯	2.5年	5%
Kallus and Bessing	1994	インプラント固定性全部義歯	5年	24%
Hemmings et al	1994	インプラント固定性全部義歯	9年	7%
Naert et al	1991	IOD	1.5年	5%
Jemt et al	1992	IOD	1年	1%
van Steenberghe et al	1990	インプラント固定性部分義歯	1年	6%
Henry et al	1993	インプラント固定性部分義歯	2年	5%
		インプラント固定性部分義歯	3年	4%
Lekholm et al	1994	インプラント固定性部分義歯	5年	4%
Naert et al	1992	インプラント固定性部分義歯	6年	6%
Gunne et al	1994	インプラント固定性部分義歯	3年	9%
Jemt et al	1992	インプラント固定性部分義歯	1年	14%
Becker and Becker	1995	大臼歯部インプラントクラウン	2年	38%
Lazzara et al	1996	インプラント複数歯補綴	3年	3%

バーを固定するスクリューが緩んだり、頻度は高くないがバー部が破折してしまうことがある（Goodacre C et al. J Prosthet Dent 1999;81:537-552.）。

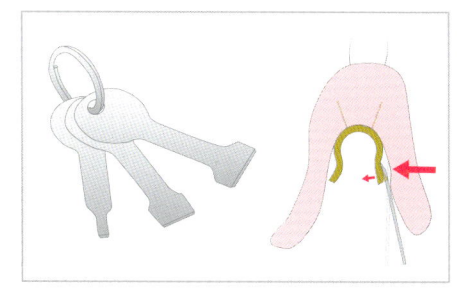

図 2-2-1　金属製のクリップは専用の器具で締め直し、維持力を回復することができる。

表 2-2-4　メタルフレーム（バーアタッチメントのバー部）の破折

		義歯の種類	観察期間	罹患率
Adell et al	1981	インプラント固定性全部義歯	1-15年	5%
Zarb and Smith	1990	インプラント固定性全部義歯	0-9年	27%
Jemt and Lekholm	1993	インプラント固定性全部義歯	1年	1%
Naert et al	1992	インプラント固定性全部義歯	2.5年	5%
Zarb and Schmitt	1996	インプラント固定性全部義歯	9-15年	6%
Naert et al	1991	IOD	1-5年	1%
Jemt et al	1992	IOD	1年	1%
Johns et al	1992	IOD	1年	2%
Zarb and Schmitt	1996	IOD	13年	4%
Albrektsson	1988	インプラント固定性全部義歯/IOD	0-8年	2.5%
Tolman and Laney	1993	インプラント固定性全部義歯/IOD/インプラント固定性部分義歯	6.5年	0.5%

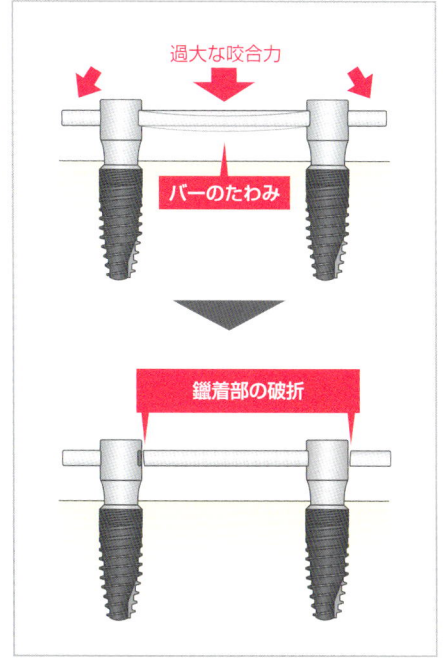

図 2-2-2　咬合力でバーがたわみ、バーの変形や鑞着部の破折が生じる。

表 2-2-5　バークリップアタッチメントの材質と脱着回数による維持力の変化

脱着回数	0	1,000	2,000	3,000	4,000	5,000	5,500
金合金製バー/金属製クリップ	11.7(±1.0)N	10.9(±0.5)N	11.5(±0.6)N	10.8(±0.4)N	10.4(±0.2)N	9.5(±0.2)N	9.1(±0.2)N
パラジウム合金製バー/金属製クリップ	10.2(±0.2)N	10.9(±0.2)N	11.1(±0.1)N	11.3(±0.2)N	11.2(±0.2)N	11.1(±0.1)N	9.6(±0.2)N
金合金製バー/プラスチック製クリップ	13.6(±1.3)N	11.8(±0.2)N	12.0(±0.1)N	12.0(±0.1)N	12.3(±0.1)N	12.3(±0.1)N	11.9(±0.2)N

バーが金合金製でが金属製クリップのものは、疲労が大きく、維持力の低下も大きい。一方、プラスチック製のクリップは維持力が大きい（Walton JN & Ruse ND J Prosthet Dent 1995;74:482-486.）。

2-2-2 ボールアタッチメントの合併症

　ボールアタッチメントの合併症で、代表的なものは、パトリックス（オス部）の疲労および破折と、マトリックス（メス部）の緩み（ゴールド製）による締め直しおよび交換です。オス部とメス部の関係においては、バークリップアタッチメントより、合併症の頻度は高くなります【図2-2-3】。

　パトリックス（ボール部）が疲労し、維持力が低下します【図2-2-4】。疲労が進行すると、破折してしまう場合もあります。

　マトリックスは、金属製ハウジングのみのものと、金属製ハウジング内にO-ring（ゴム）があり維持力を発揮するものがあります。

　パトリックスが破損してしまうと、交換をしなければいけませんが、ゴールドキャップなどは専用の道具で締め直すことができます。

　チタン製のボールアタッチメント（パトリックス）に対して、金合金製、チタン製、テフロン製、O-ring（金属製ハウジング）の各種マトリックスを用いて、5,500回の義歯の脱着を繰り返すと、ボール部は疲労してしまいます。

　また、マトリックスも疲労してしまいます。特に、O-ringとチタン製のマトリックスでは、維持力が大きく低下しました【図2-2-5、表2-2-6】。

　チタン製パトリックスは、マトリックスと同種金属なので、疲労が大きいのです。また、O-ringは、パトリックスの変形は少ないですが、ゴムの疲労による維持力の低下があったのです。

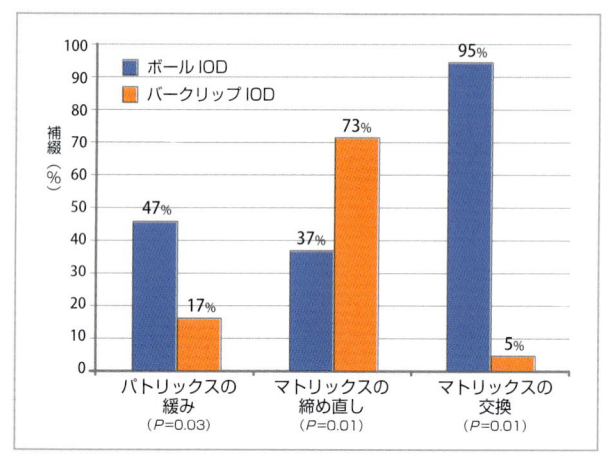

図2-2-3　バークリップよりもボールアタッチメントのマトリックスの調整や修理の割合は高い（Walton JN et al. Int J Prosthodont 2003;16:255-260.）。

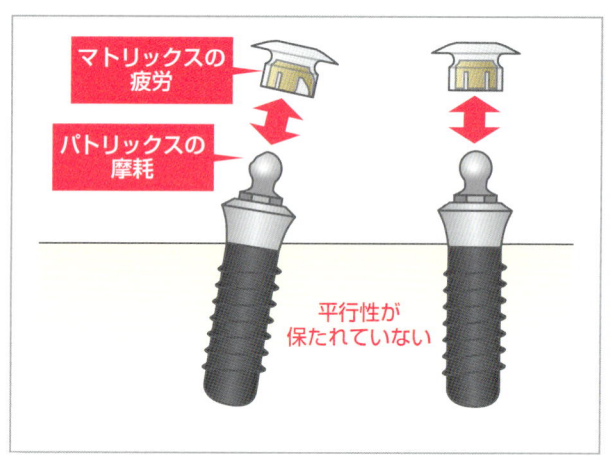

図2-2-4　平行に埋入されていない2本のインプラント体は、義歯の脱着によってパトリックスとマトリックスの疲労を起こしてしまう。

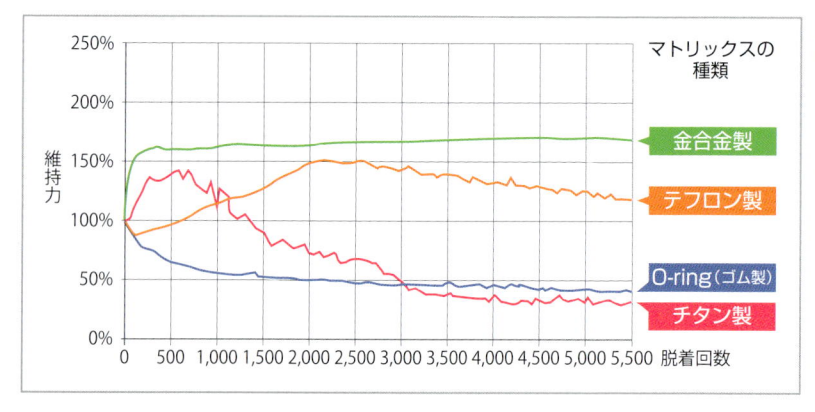

図2-2-5　5,500回の脱着により、O-ringとチタン製のマトリックスは著しく維持力が低下する。一方、金合金製とプラスチック（テフロン）製マトリックスは、維持力が増加している。(Branchi R et al. J Prosthodontic 2010;19:614-619.）。

表 2-2-6 5,500回脱着におけるマトリックス別パトリックスの直径の変化

マトリックスの種類	計測1の直径	計測2の直径	計測3の直径
元の大きさ	2.238mm	2.223mm	2.225mm
テフロン製	2.237mm	2.221mm	2.215mm
チタン製	2.180mm	2.143mm	2.137mm
金合金製	2.237mm	2.224mm	2.227mm
O-ring（ゴム製）	2.237mm	2.220mm	2.220mm

表中の数値は、計測1〜3の平均値。チタン製パトリックスの直径がもっとも疲労しているのは、チタン製マトリックスである（Branchi R et al. J Prosthodontic 2010; 19: 614-619.）。

2-2-3 磁性アタッチメントの合併症

磁性アタッチメントの合併症で、もっとも頻度が高いのが、磁力の低下です。磁力の低下は、インプラントオーバーデンチャーの維持力の低下に直接的に結びつきます。

また、磁性アタッチメントは、他のアタッチメントに比べて、相対的に維持力が低いです。維持力の弱さは、義歯の動きを引き起こします。

義歯の移動と回転は、キーパーとの間に摩耗と疲労を引き起こします【図2-2-6】。ヨークが摩耗して、磁性構造体が口腔内にむき出しになってしまうと、唾液によって錆びてしまい磁力の決定的な低下を招いてしまいます。磁性アタッチメントは、定期的な交換を必要とするのです。

しかし近年、フラット（平坦）な形態の磁性アタッチメントだけではなく、ドーム型のものが市場に提供されています。ドーム型は、義歯の移動量を少なくするので、アタッチメントの摩耗や疲労を減少させることが示唆されます【図2-2-7】。

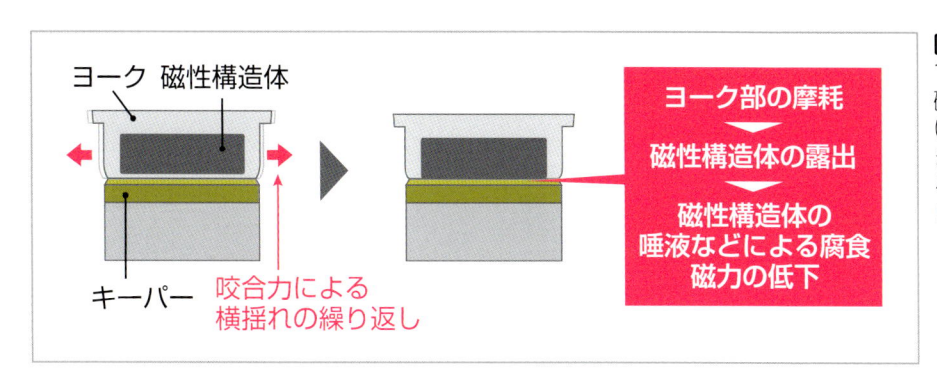

図 2-2-6 磁性構造体を覆っているヨーク部が摩耗して、磁石が口腔内に露出してしまい、唾液によって腐食してしまう。磁力の低下は、さらなる義歯の動きを引き起こしてしまう。

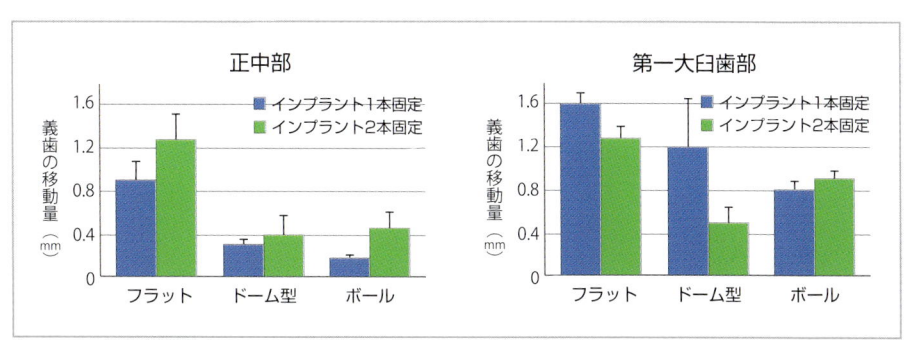

図 2-2-7 左側第一大臼歯部に荷重（50N）を加えた時のIODの移動量。ドーム型磁性アタッチメントは、従来のフラット型よりも、50Nの荷重時の義歯の移動量が少ない（Maeda Y et al. Clin Oral Impl Res 2008;19:271-275.）。

2-2-4 アタッチメントの維持力の比較

アタッチメントは、その種類ごとに維持力の強弱があります【表2-2-7】。そして、その維持力は、咬合や頻回の義歯の脱着によって、低下していきます。

アタッチメントは、維持力の強さによって、4つのクラスに分類されます。

表2-2-7 アタッチメントの種類と維持力

	メーカー	アタッチメント名	マテリアル パトリックス	マテリアル マトリックス	試験パラメータ 試験速度	試験パラメータ 力の向き		維持力
Chung et al	Sterngold	ERA white	回答なし	回答なし	50 mm/min	垂直		23.76 N
		ERA grey	回答なし	回答なし	50 mm/min	垂直		35.24 N
	Zest Anchors	Locator white	回答なし	回答なし	50 mm/min	垂直		28.95 N
		Locator pink	回答なし	回答なし	50 mm/min	垂直		12.33 N
	Preat	Ball (Spheroflex)	回答なし	回答なし	50 mm/min	垂直		27.34 N
		Magnets (Shiner SR)	回答なし	回答なし	50 mm/min	垂直		3.88 N
	Aichi Steel	Magnets (Magnedisc 800)	回答なし	回答なし	50 mm/min	垂直		3.69 N
	Golden Dental Products	Magnets (Maxi 2)	回答なし	回答なし	50 mm/min	垂直		3.68 N
Gulizio et al	Straumann	Ball	チタン	金合金	2 mm/sec	垂直：0°, 10°, 20°, 30°で傾斜		平均 23.8 N
	Cendres + Metaux	Ball	チタン	チタン	2 mm/sec	垂直：0°, 10°, 20°, 30°で傾斜		平均 19.4 N
Michelinakis et al	Astra Tech	Ball	チタン	金合金	50 mm/min	垂直：インプラント間の距離	19 mm	34.56 N
							23 mm	36.99 N
							29 mm	40.44 N
	Aichi Steel	Magnets (Magfit IP-AD)	ステンレススチール	Nd-Fe-B焼結磁石	50 mm/min	垂直：インプラント間の距離	19 mm	1.23 N
							23 mm	1.13 N
							29 mm	1.29 N
Petropoulos and Smith	Nobel Biocare	Ball 3.5 mm diameter	金合金	ゴム製	50.8 mm/min	垂直		24.3 N
						斜め		20.0 N
						前後		34.6 N
		Ball 2.25 mm diameter	チタン	チタン	50.8 mm/min	垂直		17.8 N
						斜め		19.1 N
						前後		32.9 N
	Zest Anchors	Zest Anchor Advanced Generation (ZAAG)	ナイロン		50.8 mm/min	垂直		37.2 N
						斜め		27.2 N
						前後		15.5 N
		Zest Anchor	ナイロン	ステンレススチール金メッキ	50.8 mm/min	垂直		11.6 N
						斜め		12.5 N
						前後		5.2 N
	Sterngold	ERA orange	ナイロン	ステンレススチール Ti-Nコート	50.8 mm/min	垂直		18.5 N
						斜め		17.7 N
						前後		8.6 N
		ERA white	ナイロン	ステンレススチール Ti-Nコート	50.8 mm/min	垂直		12.7 N
						斜め		12.3 N
						前後		8.4 N
Petropoulos et al	Sterngold	ERA grey	ナイロン	チタン、Ti-Nコート	50.8 mm/min	垂直		7.18 N
						斜め		19.2 N
	Zest Anchors	Zest Magnet	回答なし	回答なし	50.8 mm/min	垂直		1.25 N
						斜め		1.40 N
		Zest Anchor	ナイロン	チタン、Ti-Nコート	50.8 mm/min	垂直		5.59 N
						斜め		5.30 N
	Nobel Biocare	Ball 3.5 mm diameter	金合金	ラバー	50.8 mm/min	垂直		2.39 N
						斜め		2.75 N
Svetlize and Bodereau	Dyna	Magnets-Dyna	回答なし	回答なし	3 mm/min	垂直		3.53 N
	Dentsply	Magnets-Shiner	回答なし	回答なし	3 mm/min	垂直		6.87 N
	Lifecore Biomedical	Ball (O-ring)	回答なし	回答なし	3 mm/min	垂直		11.07 N
		Ball (Dalla-Bona)	回答なし	回答なし	3 mm/min	垂直		22.7 N
	Ceka	Ball (Ceka Revax)	回答なし	回答なし	3 mm/min	垂直		21.88 N
	Zest Anchors	Zest Anchor Advanced Generation (ZAAG)	回答なし	回答なし	3 mm/min	垂直		15.74 N

(Alsabeeha N et al. J Prosthodont 2009;22:429-440.)。

2章 2　アタッチメントの壊れるところ

約3kg以上の非常に強い維持力があるアタッチメント（ERA gray アタッチメント）から、磁性アタッチメントのように約300gの弱い維持力のものまでが分類されます【表2-2-8】。

アタッチメントの適正な維持力を考えると、余りにも弱い維持力では、義歯がすぐに脱離してしまいます。そして、義歯の動きがアタッチメントの合併症を生じさせる要因になってしまうのです。

逆に、あまりにも強い維持力では、患者自身で義歯の取り外しが困難になってしまいます。また、維持力がひずみ（変形）の原因となってしまい、これもアタッチメントの合併症につながってしまいます。

in vivo においても、垂直方向の維持力（脱着時）は、in vitro の実験結果と類似しています【図2-2-8】。

個人的な意見としては、very low 群（300g）

表 2-2-8 アタッチメント別維持力の分類

アタッチメントの種類	商品名	Very low Ⅰ	low Ⅱ	Medium Ⅲ	Medium Ⅳ	High Ⅴ
磁性アタッチメント	Maxi 2 magnet	3.68(±1.32)N				
磁性アタッチメント	Magnedisc magnet	3.69(±0.88)N				
磁性アタッチメント	Shiner SR magnet	3.88(±0.95)N				
ロケーターアタッチメント ピンク ※1	Locator LR pink		12.33(±1.28)N			
	ERA white			23.76(±1.02)N		
バーアタッチメント	Hader bar & metal clip			24.15(±3.40)N		
ボールアタッチメント	Spheroflex ball			27.34(±2.00)N	27.54(±2.00)N	
ロケーターアタッチメント 白 ※2	Locator LR white				28.95(±0.78)N	
	ERA gray					35.24(±1.99)N
	統計的有意差	1.00	1.00	0.240	0.97	1.00

下顎犬歯部に埋入された2本のインプラント体による支持の各種アタッチメントのIODの脱着試験を行い、その維持力を検索して強さによって4つのグループに分けられた。各グループ内では、帰無仮説が成立しておらず、各アタッチメント間に統計的に有意差がなく、同じグループであるとされた。ロケーターアタッチメントのプラスチックキャップの色分けは、P76のキーワード参照。(Chung KH et al. J Prosthodontics 2004;13:221-226.)。

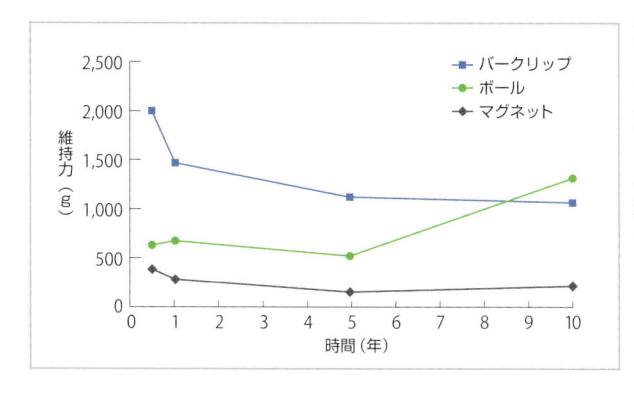

図 2-2-8 下顎犬歯部に位置する2本のブローネマルクシステムのインプラント体によって支持されている、下顎IODの維持力について検索している。追跡期間10年間の、3種類のアタッチメント（バー；7名、ボール；6名、磁性；8名）の経時的な平均維持力の変化を比較した。10年後に、バー群（1,067g）とボール群（1,327g）は、比較的に高い維持力を維持しており、磁性群は300g以下の低い維持力（219g）である。(Naert I et al. Int J Prosthodont 2004; 17:401-410.)

2章　インプラントオーバーデンチャーのどこが壊れるのか？

以下ではなく、medium群（3,000g）以上にならないような維持力を持つアタッチメントが良いと思われます。また維持力は、経時的に低下しないで、適正な維持力が保持されるアタッチメントが有効です【図2-2-9】。

バークリップとボールアタッチメントは高い維持力（2kg以下）を維持し続け、磁性アタッチメントは300g程度の比較的に弱い維持力を維持します。

さらにアタッチメントの維持力によって、義歯の動きと回転が異なるのです【図2-2-10、11】。

No.	メーカー	アタッチメント	種類	マトリックス材質	パトリックス材質
1	Nobel Biocare	Round gold ber system	バー	金合金	金合金
2	Nobel Biocare	titanium cap ball attachment	ボール	チタン	金合金
3	Nobel Biocare	Gold cap ball attachiment	ボール	金合金	金合金
4	Nobel Biocare	Plastic cap Ball attachment	ボール	ゴム（O-ring）	金合金
5	Straumann	Dolder bar（pear-shape 洋梨型）	バー	金合金	金合金
6	Straumann	Dolder bar（pear-shape 洋梨型）	バー	チタン	チタン
7	Straumann	Dolder bar（pear-shape 洋梨型）	バー	金合金	チタン
8	Straumann	Gold cap retentive ball anchor	ボール	金合金	チタン
9	Friatec/IMZ	POM retainer bar(round bar)	バー	POM	金合金
10	Friatec/IMZ	Ball and socket attachment	ボール	金合金	チタン
11	3i,Implant Innovations	O-ring	ボール	ゴム（O-ring）	チタン
12	3i,Implant Innovations	Dal-Ro	ボール	金合金	チタン
13	Cendres Metaux	Parallel bar	バー	金合金	金合金
14	Steco	X-line	磁性	Sm$_2$Co$_{17}$	Sm$_2$Co$_{17}$
15	Steco	Z-line	磁性	Sm$_2$Co$_{17}$	Sm$_2$Co$_{17}$

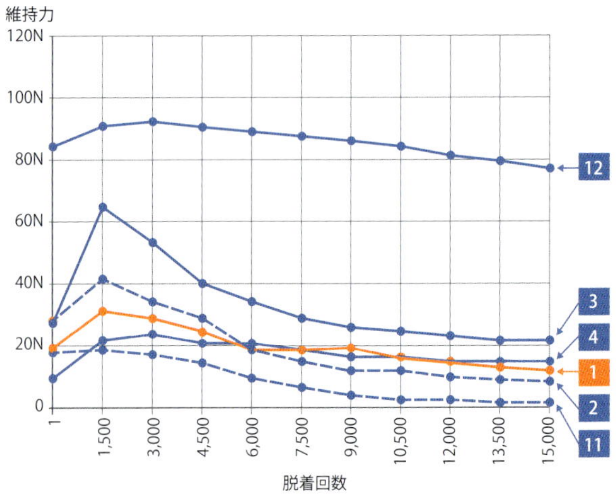

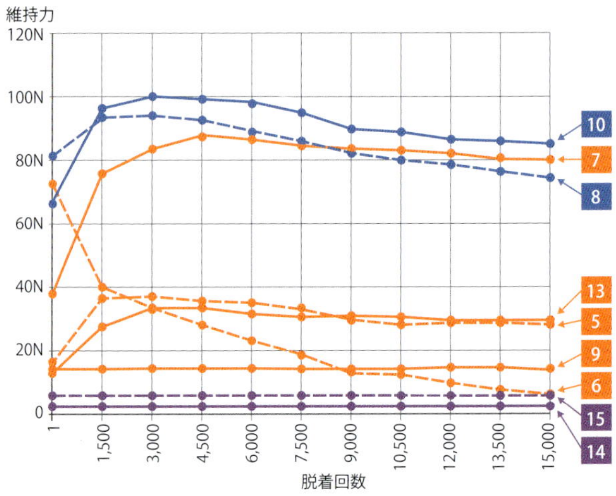

図2-2-9　アタッチメントの維持力は、経時的な変化においても、極端に低下しないものが望まれる。維持力の低下は、アタッチメントの調整や交換を余儀なくされる（Setz I et al. J Prosthet Dent 1998;80:323-329.）。

2章 2　アタッチメントの壊れるところ

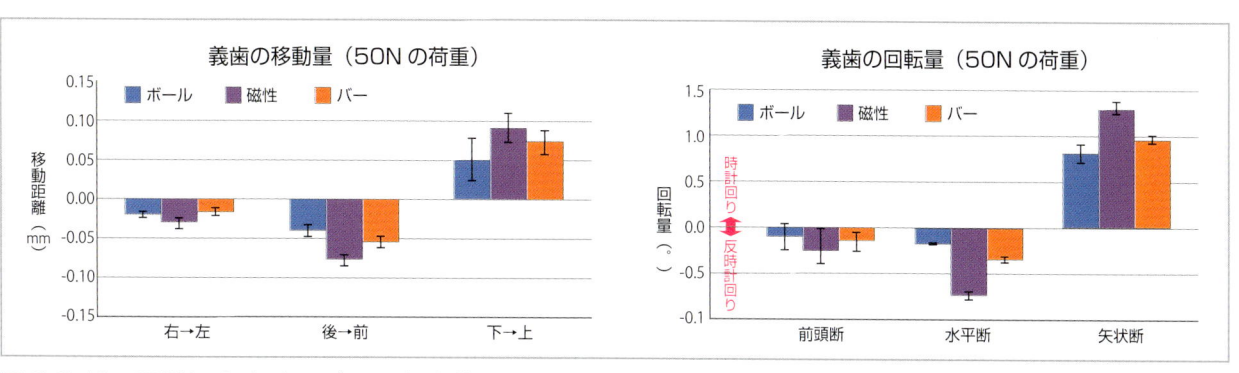

図 2-2-10　下顎に2本インプラント支持IODを装着し、左側第一大臼歯部に、50Nの負荷をかけた際の下顎義歯の移動量と回転量。義歯の動きはIODの合併症の原因となる（Tokuhisa M et al. Int J Prosthodont 2003;16:128-134.）。

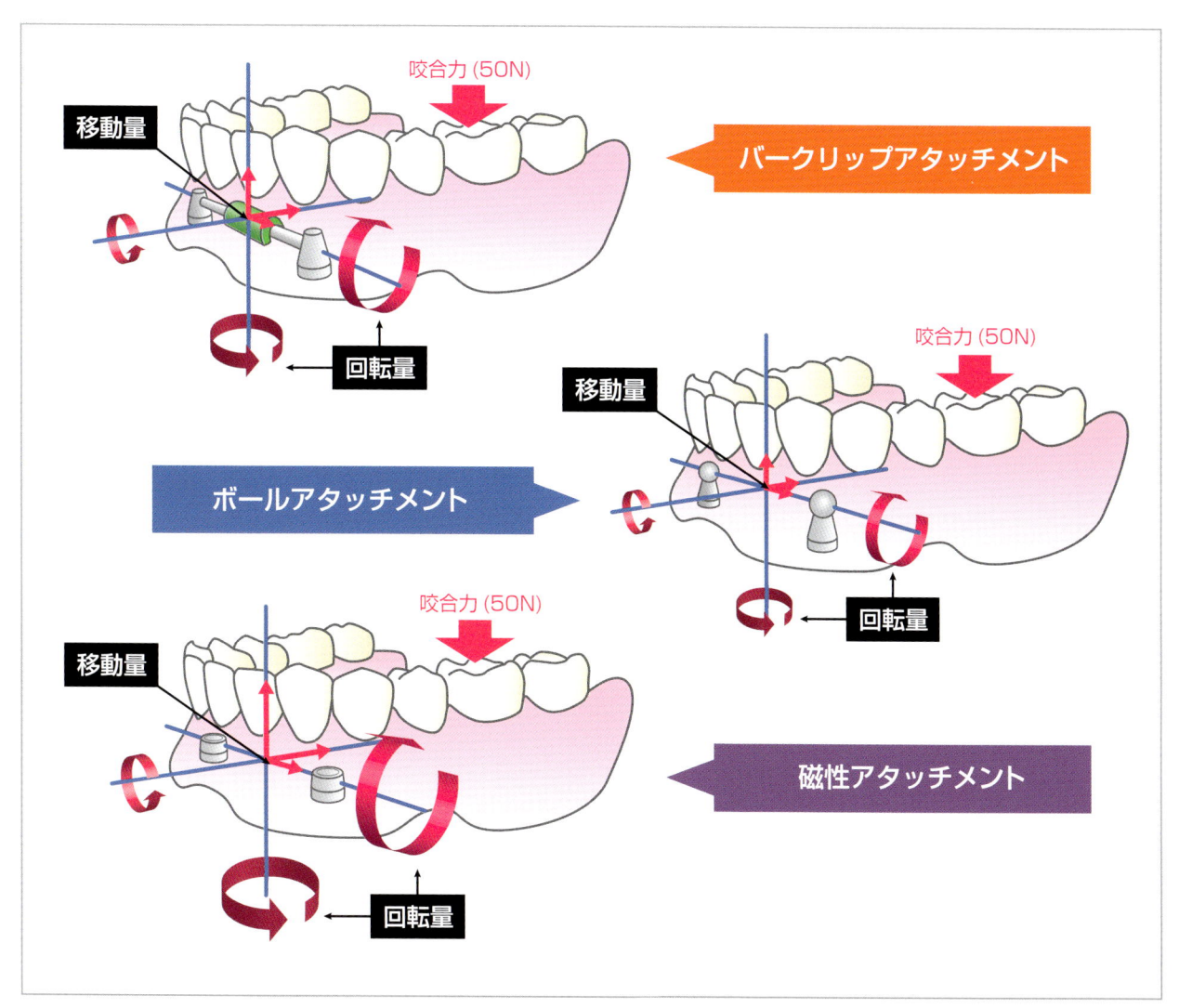

図 2-2-11　下顎IODの回転量は、ボール＜バー＜磁性アタッチメントである。義歯の回転は、アタッチメントの故障と骨吸収の要因となる（Tokuhisa M et al. Int J Prosthodont 2003;16:128-134.）。

47

2章3 義歯床、対合義歯の壊れるところ

2-3-1 IODの破折

　システマティックレビューによると、IODの破折の頻度は、3～7％と少なからず発生します【表2-3-1】。過大な咬合力によって破折してしまうのが、ほとんどの要因ですが、術者の治療方法によっても、要因を作ってしまいます。

　インプラント体の埋入位置を舌側に傾けてしまうと、舌感が悪くなり、患者の訴えの原因となってしまいます。患者の訴えを受けて、舌側の義歯床を削合して薄くし過ぎてしまうと、マトリックス部近くで破折してしまいます【図2-3-1】。

　また、対合歯列とのクリアランスがあまりなく、マトリックス部の近くで義歯が破折してしまうこともあります。対合歯列とのクリアランスが少ない症例では、高さのあるバーやボールアタッチメントを選択せずに、磁性やロケーターアタッチメントを用います【図2-3-2】、【表2-3-2】。特に、維持力の強いロケーターアタッチメントの高径は低いので、義歯床が破折しにくく、患者満足度が高い状態で使用できます【表2-3-3】。

　システマティックレビューによる、レジン床の破折は2～14％です。さらに、人工歯の破折も8％発生しています【表2-3-4、5】。

表2-3-1　インプラントオーバーデンチャーの破折

		観察期間	全義歯数	破折義歯数
Meriscke-Stern	1990	0.5-5.5年	62床	3床（5％）
Jemt et al	1992	1年	92床	3床（3％）
Johns et al	1992	1年	127床	7床（6％）
Wismeyer et al	1995	6.5年	57床	4床（7％）
合計			338床	17床（5％）

システマティックレビューによるインプラントオーバーデンチャーの破折の発生率。頻度が比較的に高い合併症である（Goodacre C et al. J Prosthet Dent 1999; 81: 537-552.）。

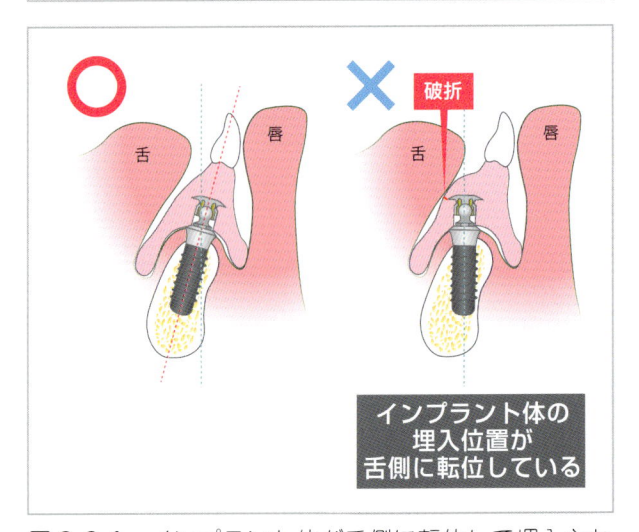

図2-3-1　インプラント体が舌側に転位して埋入されると舌感が悪くなり、義歯床を削合すると義歯が破折してしまう。

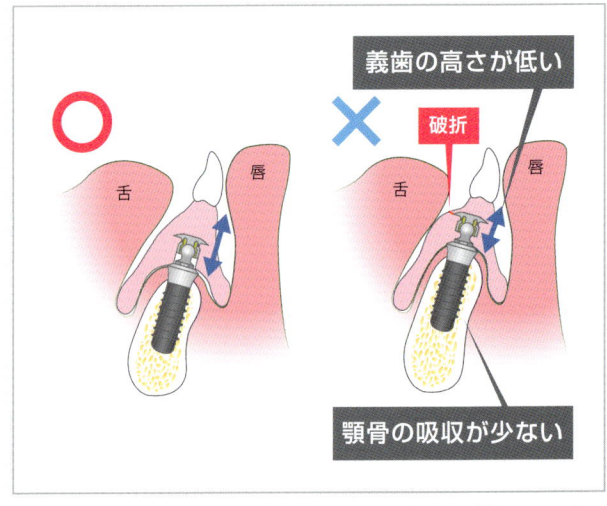

図2-3-2　顎骨の吸収が少なく、対合歯列とのクリアランスが少ないと義歯の高さが少なくなる。こういった症例にインプラントオーバーデンチャーを装着する際には、アタッチメントの選択など困難が伴う（前田芳信. 臨床に生かすオーバーデンチャー—インプラント・天然歯支台のすべて—東京：クインテッセンス出版, 2003.）。

2章 3 義歯床、対合義歯の壊れるところ

表 2-3-2 バーとスタッドアタッチメントの高径

バーアタッチメント			スタッドアタッチメント	
CBS round bar	（円形バー）	1.5 mm	Locator	1.8 mm
CM gold round bar	（円形バー）	2.2 mm	ZAAG st	1.9 mm
Preci-bar (Dolder) mini		2.4 mm	Shiner mini	2.3 mm
Dolder gold III		2.5 mm	ORS-OD regular	2.5 mm
CBS oval bar	（卵円形バー）	3.1 mm	ZAAG	2.5 mm
Preci-bar (Dolder) pall		3.4 mm	Shiner regular	3.0 mm
Hader EDS short		3.6 mm	Dalla Bonna solid	3.0 mm
Hader EDS titanium		3.8 mm	Dalla Bonna resilient	4.0 mm
ワックスアップバーパターンから		4.0 mm	ORS-DE	8.0 mm

バーとスタッドアタッチメントの高径を示す。義歯床を破折せずに、効果的な維持力を発揮させるためには、アタッチメントの高さによる選択は必須である。金合金製円形バーは 1.5mm の高さに、クリップとバーと粘膜の間に 2mm 以上の間隙を作ることになるが、ロケーターは 1.8mm の高さに、薄いマトリックスが装着されるだけなので、非常に低いアタッチメントとなる（Trakas T et al. Implant Dent 2006; 15: 24-34.）。

表 2-3-3 ロケーターとボールアタッチメントの患者満足度における比較

全症例

ネガティブな質問	ボール	ロケーター	P
OHIP 全体	10.76(±8.87)	8.44(±8.04)	0.167
機能的限界	1.16(±2.03)	1.00(±1.50)	0.776
肉体的苦痛	2.36(±2.19)	1.72(±2.09)	0.182
精神的不快感	2.60(±2.20)	2.44(±2.18)	0.231
肉体的障害	2.00(±1.91)	1.12(±1.45)	0.049
精神的障害	1.08(±1.41)	0.80(±0.38)	0.244
社会的障害	0.88(±1.90)	0.72(±1.40)	0.915
ハンディキャップ	0.68(±1.40)	0.64(±1.19)	0.811

クリアランス 11.08mm 以下

ネガティブな質問	ボール	ロケーター	P
OHIP 全体	11.89(±9.80)	5.46(±6.84)	0.005
機能的限界	1.84(±2.44)	0.92(±1.50)	0.041
肉体的苦痛	2.92(±2.46)	1.30(±2.21)	0.339
精神的不快感	2.69(±2.59)	2.00(±2.30)	0.047
肉体的障害	2.15(±1.86)	0.77(±1.36)	0.048
精神的障害	1.00(±1.35)	0.23(±0.60)	0.026
社会的障害	0.69(±2.21)	0.15(±0.37)	0.317
ハンディキャップ	0.61(±1.32)	0.07(±0.28)	0.180

ロケーターアタッチメントは、対合歯列とのクリアランスが少ない症例で効果的に使用でき、患者満足度もボールアタッチメントより高い（Bilhan H et al. J Oral Implantology 2011; 37: 167-173.）。

表 2-3-4 レジン床の破折

		義歯の種類	観察期間	義歯数	患者数（罹患率）
Jemt	1991	インプラント固定性全部義歯※	1 年	380 床	13 名（3%）
Hemmings et al	1994	インプラント固定性全部義歯※	9 年	25 床	6 名（24%）
Jemt et al	1992	IOD	1 年	92 床	ー（11%）
Hemmings et al	1994	IOD	5 年	25 床	1 名（4%）
Zarb and Schmitt	1996	IOD	13 年	47 床	47 名（2%）
Allen et al	1997	IOD	6 年	37 床	5 名（14%）

システマティックレビューによるレジン床の破折の発生率。アタッチメントの存在が破折を生じる要因である（Goodacre C et al. J Prosthet Dent 1999; 81: 537-552.）。※インプラント固定性全部義歯のレジン床の破折は、カンチレバー部などに生じる。

表 2-3-5 インプラントオーバーデンチャーの人工歯の破折

		義歯の種類	観察期間	人工歯	人工歯とアクリルレジン	アクリルレジン	アクリルレジンとコンポジットレジン	コンポジットレジン	ポーセレン	金属
Allen et al	1997	インプラント固定性全部義歯	6 年	ー	ー	ー	ー	ー	5%	ー
Allen et al	1997	IOD	6 年	8%	ー	ー	ー	ー	ー	ー
Naert et al	1992	インプラント固定性部分義歯	2.5 年	ー	ー	ー	ー	20%	ー	ー
Jemt et al	1992	インプラント固定性部分義歯	1 年	ー	ー	ー	ー	4%	ー	ー
Zarb and Schmitt	1993	インプラント固定性部分義歯	5.2 年	ー	ー	23%	ー	ー	ー	ー
Johansson and Palmqvist	1990	インプラント固定性部分義歯	5.2 年	ー	ー	22%	ー	ー	ー	ー
Gunne et al	1994	インプラント固定性部分義歯	3 年	ー	ー	13%	ー	30%	17%	20%
Lekholm et al	1994	インプラント固定性部分義歯	5 年	ー	ー	ー	14%	ー	ー	ー
Allen et al	1997	インプラント固定性部分義歯	6 年	ー	ー	ー	ー	ー	11%	ー
Andersson et al	1995	インプラントクラウン	2-3 年	ー	ー	ー	ー	ー	6%	ー
Avivi-Arber and Zarb	1996	インプラントクラウン	1.8 年	ー	ー	6%	ー	ー	4%	ー

システマティックレビューによると、インプラントオーバーデンチャーの人工歯の破折は 8% 発生している（Goodacre C et al. J Prosthet Dent 1999; 81: 537-552.）。

2-3-2 IOD の裏装

義歯の移動量や回転量が大きい、つまり安定性の低い IOD を装着すると、顎骨が吸収しやすくなります（1 章 1; 解剖学的合併症参照）。ボールやバーアタッチメントなどの、より動きの少ないインプラントオーバーデンチャーを装着することで、義歯床の裏装を少なくすることができます。インプラントオーバーデンチャーの裏装は、システマティックレビューによると、6.5 〜 44.0% と、補綴的合併症の中でも比較的高い頻度で発生します【表 2-3-6】。

下顎 IOD の義歯に関するメインテナンス回数（リライン、リベース）は、よりリジットで義歯の動きや回転が小さいほど少なく、義歯の動きや回転が許容されるほど多いです【表 2-3-7】。

表 2-3-6 インプラントオーバーデンチャーのリライン

		観察期間	発生率
Merickse-Stern	1990	0.5-5.5 年	6.5 %
Naert et al	1991	1.5 年	18 %
Jemt et al	1992	1 年	24 %
Johns et al	1992	1 年	15 %
Smedberg et al	1993	2 年	44 %
Hemmings et al	1994	5 年	32 %
Wismeyer et al	1995	6.5 年	28 %

システマティックレビューによるリラインの頻度を示している。発生率は高い（Goodacre C et al. J Prosthet Dent 1999; 81: 537-552.）。

表 2-3-7 追跡期間 3 年間の下顎 2 本と 4 本インプラント支持バーアタッチメント IOD のメインテナンス回数

	義歯の維持	義歯の動き	インプラント埋入位置/本数	アタッチメントの種類	IOD メインテナンス回数/患者1名/1年間	IODの対合上顎総義歯 メインテナンス回数/患者1名/1年間
Krennmair 2012	強度	少ない	下顎 4 本	milled バー（n=23）	0.12 回/名/年	0.16 回/名/年
	強度	少ない	下顎 4 本	テレスコピック（クラウン）（n=22）	0.14 回/名/年	0.08 回/名/年
Elsyad 2012	中等度	回転を許容	下顎 2 本	バー / プラスチック製クリップ（n=10）	0.16 回/名/年	0.46 回/名/年
	低度	多い	下顎 2 本	バー / 弾性レジンの義歯床（n=10）	0.27 回/名/年	0.10 回/名/年

維持の強い、義歯の動きや回転を許容しないアタッチメントの IOD ほど、裏装の回数が少ない（Krennmair G et al Clin Oral Impl Res 2012; 23: 481-488.）。また、弾性の強い義歯床に直接バーが維持される IOD は、上顎総義歯に対して強い咬合力が伝わらずに上顎総義歯への負担がより少なく、バークリップアタッチメント IOD はもっとも負担が大きく、上顎総義歯のメインテナンスがより必要であった（ELsyad MA et al. Int J Prosthodont 2012; 25: 148-156.）。

2-3-3 対合補綴物のリペア

インプラントオーバーデンチャーの合併症のなかに、対合歯列の合併症があります。特に、対合が可撤式部分床義歯であった場合、義歯の破折が報告されています【表 2-3-8】。

また、Kreisler ら（2003 年）は、下顎部に 2 本のインプラント体に支持されているバーアタッチメント（バー断面；円形）のオーバーデンチャーが装着されており、対合側である上顎部には総義歯が装着されている症例において、上顎骨の前歯部と臼歯部における骨吸収量（面積）を、パノラマX線上で計測しました【図 2-3-3】。すると、上顎骨の臼歯部よりも、前歯部の吸収量が、

統計学的に有意に高かったのです。これは、下顎部にインプラントオーバーデンチャーが装着され、上顎部に総義歯が装着されている際には、上顎前歯部の骨吸収に留意しなければならず、総義歯のリラインやリベースを行う必要があることが示唆されました。

表 2-3-8 対合補綴物の破折

		義歯の種類	観察期間	全義歯数	破折義歯割合
Allen et al	1997	インプラント固定性全部義歯	6年	20床	40%
Naert et al	1991	IOD	1.5年	86床	10%
Hemmings et al	1994	IOD	5.3年	25床	4%
Allen et al	1997	IOD	6年	37床	5%

システマティックレビューによるインプラントオーバーデンチャーの対合側である部分床義歯の破折の発生率。対合側にも注意が必要である（Goodacre C et al. J Prosthet Dent 1999; 81: 537-552.）。

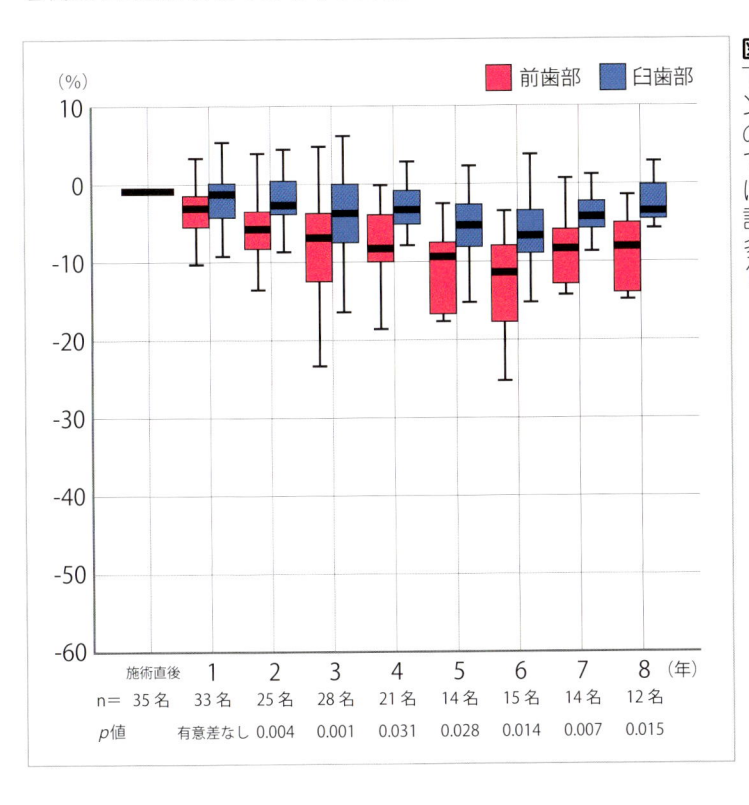

図 2-3-3 下顎IOD装着者の上顎骨の骨吸収。下顎2本インプラント体支持のバーアタッチメント（バー断面：円形）のオーバーデンチャーの対合側である上顎部には、総義歯が装着されている症例において、上顎骨の前歯部と臼歯部における骨吸収量（面積）をパノラマX線上で計測した。上顎前歯部の吸収量は臼歯部よりも多い（Kreisler M Int J Prosthodont 2003; 16: 295-300.）。

2-3-4 アタッチメント別の合併症とその対策

各アタッチメントにおける、特有の補綴的合併症と、その要因と対策について【表 2-3-9】にまとめました。各アタッチメント間で、生物学的合併症の程度や頻度に、統計的な有意差はほとんどありません。むしろ、各アタッチメント間で特徴的なのは、補綴的合併症なのです。

アタッチメントの形態や維持の仕組みが違うのは当然ですが、それは補綴的合併症の頻度や種類に、直接的に影響を与えているのです。

各アタッチメントと補綴的合併症の特徴を把握し、症例に合わせてアタッチメントを効果的に使用していくことが重要です。

表 2-3-9　アタッチメント別の合併症とその要因および対策

アタッチメントの種類	維持力	荷重に対するアタッチメントのひずみ（変形）	義歯の動き	義歯の回転	アタッチメントの高径	高頻度の補綴的合併症	補綴的合併症に対する対策
バークリップ	中等度	大	中	小	高	クリップの緩み／バーの疲労	金合金製バー／プラスチック製クリップを使用（POM製・PEEK製どちらも可※）
ボール	中等度	中	小	小	中	金属製マトリックス 緩みと疲労／プラスチック製マトリックス（テフロン製） 緩み	・インプラント体を可及的に平行に埋入 ・金合金製／プラスチック製（テフロン製）マトリックスを使用
ロケーター	中〜強度	大	ー	ー	低	マトリックスの緩み	対合歯列とのクリアランス11mm以下で使用
磁性	低度	小	大	大	低	マグネットの摩耗、疲労 維持力の低下	ドーム型アタッチメントへ交換
本書での記載	(2章2)	(1章4)	(2章2)	(2章2)	(2章3)	(2章2)	(2章2)

各アタッチメント間の補綴的な合併症の特徴と対策を知ることで、症例に合わせてアタッチメントの選択をすることができる。※ POM（poly-oxy-methylene）製クリップも PEEK（poly-ether-ether-ketone）製も、継時的な維持力の変化の有意差はない（ Bayer S et al. Clin Oral Impl Res 2012; 23(12): 1377-1384.）。

2-3-5　2章のまとめ

1. インプラント体の喪失は、下顎部より上顎部のIODに多い。
2. インプラント体の破折は、辺縁骨の吸収と関連していることが示唆される。
3. アバットメントスクリューの緩みは、インターナルよりエクスターナル嵌合に多いことが示唆される。
4. バーとボールアタッチメントの補綴的合併症で多いのがマトリックス（メス部）の緩みや疲労であり、それは維持力の低下と関連している。
5. 磁性アタッチメントは義歯の動きや回転が大きく、ヨークが摩耗して磁石が口腔内に露出してしまうと、唾液の影響で磁力が低下して、維持力が低下してしまう。
6. 咬合負荷時のIODの移動量と回転量は、アタッチメントの維持力と関連している。
7. IODの破折は、アタッチメントの大きさと位置に関連しており、対合歯列とのクリアランスが少ない症例（11mm以下）では、ロケーターによるIODの患者満足度が高い。
8. IODのメインテナンスで、義歯床の裏装は20〜40%と頻度が高く、特にリジットではないアタッチメントによるIODで頻度が高い。
9. 下顎IODの対合である上顎総義歯装着者は、上顎前歯部の骨吸収が臼歯部より多く、上顎総義歯の裏装や新義歯の製作などが必要となる。

3章

リペアの少ないインプラントオーバーデンチャーとは？

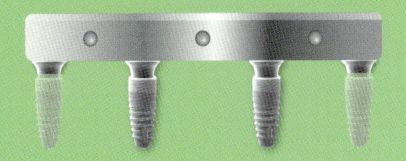

3章 1 患者が満足するインプラント
　　　　オーバーデンチャーとは？ _____ 54

3章 2 リペアの少ないインプラント
　　　　オーバーデンチャーの作り方 _____ 58

3章 3 リペアの少ないインプラント
　　　　オーバーデンチャーのメインテナンス _____ 66

こうすれば防げる
インプラント
オーバーデンチャーの
リペア

3章 1　患者が満足するインプラントオーバーデンチャーとは？

　では、合併症がほとんどなく、患者満足度の高いインプラントオーバーデンチャー（IOD）とは、どのようなものなのでしょうか。

　IODで合併症の生じるのは、ほとんどアタッチメント構造物です。また、義歯のリラインやリベースも、義歯の回転を許容するアタッチメントの存在があり、従来の総義歯よりも臼歯部の組織が圧迫、吸収されて必要となるのです。

　既存のアタッチメントによるIODは、合併症の頻度、特に補綴的合併症の頻度が高いのです。アタッチメントを再考することは、より良いIODを製作するのに、必須となります。

3-1-1　患者満足度からのIODアタッチメントの再考

　Mumcuら（2011年）は、異なる5つの下顎IODのアタッチメント（ボール、ロケーター、バー）とインプラントの本数（2、3、4本）の組み合わせによるグループについての患者満足度を、患者62名に対して、VAS値（Visual analogue scale）とOHIP質問票（Oral Health Impact Profile）を用いて調査しました【表3-1-1～3】。

　報告に用いられたボール、ロケーター、バーアタッチメントは、比較的維持力の高いアタッチメントグループに属します。

　結果は、VAS値に関しては患者満足度において統計学的な有意差は認められませんでしたが、OHIP値においては4本インプラント支持のバーアタッチメントが、もっとも患者満足度が高いという統計的な有意差が認められました。

　追跡期間は、IOD装着後、平均15年以上経過した症例に対して行っています。長期にわたってIODを装着している患者に対しては、4本インプラント支持のバーアタッチメントの患者満足度が他のものより高いと示唆されます。

表3-1-1　下顎IODの平均15年装着時の患者満足度（VAS値）

ポジティブな質問	2本インプラント支持のボールアタッチメント n=14	2本インプラント支持のロケーターアタッチメント n=14	3本インプラント支持のボールアタッチメント n=12	3本インプラント支持のバーアタッチメント n=11	4本インプラント支持のバーアタッチメント n=11	P
全般的な快適さ	● 77.42(±30.45)	90.58(±13.36)	89.09(±11.50)	83.31(±23.02)	● 94.73(±7.62)	0.468
十分な維持	● 78.42(±33.21)	91.72(±18.62)	● 94.55(±8.66)	91.75(±12.63)	84.50(±15.78)	0.581
咀嚼しやすさ	● 85.28(±19.19)	91.17(±14.16)	93.82(±8.85)	87.25(±16.44)	● 94.50(±7.23)	0.875
会話のしやすさ	● 87.71(±17.68)	91.11(±14.48)	92.91(±10.15)	89.25(±19.59)	● 94.75(±10.15)	0.621
口腔メインテナンスの十分さ	80.07(±28.08)	● 83.05(±27.02)	● 65.27(±33.90)	71.25(±39.80)	79.37(±32.97)	0.461
審美性の十分さ	87.85(±23.51)	● 86.89(±19.50)	94.54(±4.78)	89.25(±21.71)	● 97.37(±3.58)	0.306
痛みのない快適さ	● 78.85(±30.78)	87.22(±20.89)	90.36(±15.93)	79.62(±26.47)	● 91.62(±12.64)	0.825

VAS値（Visual analogue scale）によってポジティブな内容の質問について患者満足度が評価された。値は点数が高いほど高評価となり、それぞれの質問項目の中でもっとも評価の高いものに赤の●印、低いものに青の●印が付いている。それぞれに統計的な有意差は認められなかったが、4本インプラント支持のバーアタッチメントが多くの質問でもっとも患者満足度が高かった。(Mumcu et al. Gerodontology. 2012;29(2):e618-623.)

表 3-1-2　下顎 IOD の平均 15 年装着時の患者満足度（OHIP 値）

ネガティブな質問	2本インプラント支持の ボールアタッチメント n=14	2本インプラント支持の ロケーターアタッチメント n=14	3本インプラント支持の ボールアタッチメント n=12	3本インプラント支持の バーアタッチメント n=11	4本インプラント支持の バーアタッチメント n=11	P
OHIP 全体	● 8.07(±8.10)	5.11(±7.39)	6.63(±7.81)	6.25(±7.18)	● 0.50(±0.75)	0.039
機能的な問題	0.57(±1.15)	0.56(±0.78)	0.45(±0.68)	● 0.87(±1.72)	● 0.00(±0.00)	0.381
痛み	● 1.71(±2.09)	1.05(±1.73)	1.27(±1.49)	1.37(±1.77)	● 0.37(±0.74)	0.443
不快感	1.50(±1.28)	0.83(±0.29)	1.73(±2.49)	● 1.87(±2.10)	● 0.00(±0.00)	0.040
身体的困りごと	● 2.43(±2.37)	0.83(±1.20)	1.00(±1.34)	1.12(±1.55)	● 0.12(±0.35)	0.070
身体的困りごと	0.78(±1.42)	0.39(±1.24)	● 0.82(±1.25)	0.25(±0.71)	● 0.00(±0.00)	0.133
社会的困りごと	0.43(±1.16)	● 0.67(±1.45)	0.63(±1.80)	0.50(±1.41)	● 0.00(±0.00)	0.712
ハンディキャップ	0.64(±1.21)	● 0.78(±1.48)	0.73(±1.10)	0.25(±0.71)	● 0.00(±0.00)	0.386

OHIP 値（Oral Health Impact Profile）によってネガティブな内容の質問について患者満足度が評価された。値は点数が低いほど高評価となり、それぞれの質問項目の中でもっとも評価の高いものに赤の●印、低いものに青の●印が付いている。すべての質問項目で4本インプラント支持のバーアタッチメントがもっとも患者満足度が高かった。特に「OHIP 全体」、「不快感」の質問では、統計学的な有意差が認められた。(Mumcu et al. Gerodontology 2012;29(2):e618-623.)

表 3-1-3　OHIP 短縮版質問項目

機能的な問題	・入れ歯に問題があって、発音しにくいことがありますか？ ・入れ歯に問題があって、味覚が悪くなったと感じることがありますか？
痛み	・口の中にズキズキした痛みがありますか？ ・入れ歯に問題があって、食べづらいなと思うことがありますか？
不快感	・入れ歯のために人前を気にしたことがありますか？ ・入れ歯に問題があって、緊張するようなことはありますか？
身体的困りごと	・入れ歯に問題があって、食事が楽しくなかったことがありますか？ ・入れ歯に問題があって、食事を中断することがありますか？
精神的困りごと	・入れ歯に問題があって、リラックスしにくいと感じることがありますか？ ・入れ歯に問題があって、少し恥ずかしい思いをしたことがありますか？
社会的困りごと	・入れ歯に問題があって、他の人に少しおこりっぽくなることがありますか？ ・入れ歯に問題があって、日常の家事・仕事にさしさわるようなことがありますか？
ハンディキャップ	・入れ歯に問題があって、人生を不満に思うことがありますか？ ・入れ歯に問題があって、十分に活動できないようなことがありますか？

OHIP 短縮版として 14 つの質問がされ、内容的に 7 つの項目に分類された。(Mumcu et al. Gerodontology 2012;29(2):e618-623.)

3-1-2 初期費用とメインテナンス頻度からのIODアタッチメントの再考

　Stokerら（2007年）は、下顎IODのアタッチメントとして、2本インプラント支持ボールアタッチメント（2 implants ball attachments;2IBA）、2本インプラント支持バーアタッチメント（2 implants single bar;2ISB）、4本インプラント支持バーアタッチメント（4 implants triple bar;4ITB）を装着した患者103名に対して、初期費用（IOD製作までの合計費用）と装着後8年間の修理などのアフターケアを含むメインテナンスの頻度と費用について、追跡調査しました【表3-1-4】。

　結果は、初期費用については、当然、インプラント本数が多く、複雑なアタッチメントの4ITBがもっとも高くなります。

　また、8年間のメインテンス費用をみてみると、チェアサイドで行う合計時間などは、あまり差はありませんでした。一方、歯科技工士にかかった修理の費用は、4ITBがもっとも低くなっています。そして、2IBAにのみインプラントの除去が3本ありました。

　長期IOD症例になるにつれて、2IBAと2ISBはより高いメインテナンス費用を必要とされることが予想されます。インプラント体の除去や、IODの故障による再製作などのリスクを考慮すると、4ITBの初期費用とメインテナンス費用を合わせたトータルの費用は、他のアタッチメントによるIODと比べて、決して高くはないことが示唆されました。2本インプラント体支持のIODの利点は唯一、初期コストを軽減するだけなのかも知れません。

表 3-1-4　下顎IOD装着8年間の修理などのアフターケアを含むメインテンスの費用と頻度

	2IBA 2本インプラント支持のボールアタッチメント	2ISB 2本インプラント支持のバーアタッチメント	4ITB 4本インプラント支持のバーアタッチメント
初期費用（IOD製作までの費用）	2,413 ユーロ	2,602 ユーロ	3,564 ユーロ
補綴医	N=30	N=33	N=33
観察のみ	2.0(±3.7) 回	3.8(±2.7) 回	5.3(±2.9) 回
簡易処置と観察	6.7(±5.2) 回	5.0(±4.9) 回	3.1(±3.2) 回
合計時間	163.6(±87.4) 分	175.3(±109.8) 分	162.4(±85.6) 分
歯科衛生士	N=30	N=36	N=34
検診	7.0(±3.8) 回	6.6(±4.5) 回	7.0(±3.4) 回
合計時間	104.0(±58.0) 分	98.8(±67.3) 分	104.6(±51.4) 分
口腔外科医	N=30	N=36	N=34
検診	4.0(±2.6) 回	3.9(±2.6) 回	4.3(±2.1) 回
簡易処置	0.27(±0.83) 回	0.08(±0.37) 回	0.06(±0.24) 回
パノラマX線撮影	3.3(±1.4) 回	3.1(±1.1) 回	3.8(±1.5) 回
頭部側方位X線撮影	0.93(±0.25) 回	0.89(±0.32) 回	1.00(±0.00) 回
インプラント除去	3本(患者2名)	0	0
新しいインプラントを埋入	3本(患者2名)	0	0
合計時間	88.1(±54.8) 分	79.1(±46.0) 分	87.3(±42.2) 分
歯科技工士	N=30	N=33	N=33
費用合計	124.3(±201.8) ユーロ	120.3(±157.8) ユーロ	81.1(±154.2) ユーロ

補綴医、歯科衛生士、口腔外科医については、チェアサイドで要した回数や時間の平均を、歯科技工士については、要した技工費用の平均がまとめられている。初期費用は4ITBがもっとも高くなっている。補綴医、歯科衛生士についてはあまり差がなく、口腔外科医は2IBAにのみインプラントの除去が必要だった。技工費用については、4ITBがもっとも低くなっている。(Stoker et al. J Dent Res 2007 ;86(3):276-280)

3-1-3 補綴的合併症がより少ない milled バーアタッチメント IOD

　バーアタッチメントの種類のひとつに milled バーがあります。milled バーアタッチメント IOD とは、テーパーを有するバー部と、義歯側外冠の摩擦力によって義歯を維持する IOD です。

　Weinlander ら（2010年）は、下顎 IOD アタッチメントとして、2本と4本インプラント支持円形バー／クリップアタッチメント IOD と、4本インプラント支持 milled バーアタッチメント IOD を装着した患者67名に対して、補綴的合併症の頻度を比較し、報告しました【表3-1-5】。

　すると、4本 milled バーアタッチメント群は、2～4本インプラント支持円形バークリップアタッチメント群と比べて、インプラント周囲組織の状態、インプラント体の生存率（いずれも100％）、患者満足度に統計的な有意差はなかったが、補綴的合併症が統計学的に有意に少なかったのです。

　補綴的合併症は、治療頻度、費用、術者の負担などに、大きく影響します。4本のインプラント体支持の milled バーアタッチメント IOD は、いままでの合併症が付き物の IOD に対する、一つのオプションとして有効なのではないでしょうか。

　milled バーアタッチメントを改良した、リペアのほとんど必要ないバーソフトアタッチメント IOD を、次項では紹介していきます。

表 3-1-5　円形バー VS milled バーの補綴的合併症の頻度

	design1 (n=23) 2本インプラント支持円形バーアタッチメント	design2 (n=22) 4本インプラント支持円形バーアタッチメント	design3 (n=24) 4本インプラント支持 milled バーアタッチメント
インプラント構造物のメインテナンス			
アバットメントスクリューの緩み	8	14	6
バーの破折	0	3	0
インプラント補綴物（IOD）のメインテナンス			
マトリックスの締め直し／再製作	20	29	8（$P<0.01$）
人工歯の破折／交換	8	6	4
オーバーデンチャーの破折	4	8	0
義歯床縁の調整（削合／リライン）	17	23	7（$P<0.01$）
オーバーデンチャーのリベース	21	14	3
IOD のメインテナンスの合計回数	78 回	97 回	28 回
メインテナンス回数／1年間／患者1名	0.74	0.88	0.23
対合総義歯のメインテナンス			
対合人工歯の破折（交換）	8	7	5
リベース	19	26	9
再製作	4	4	3
対合総義歯のメインテナンスの合計回数	31 回	37 回	17 回
メインテナンス回数／1年間／患者1名	0.30	0.33	0.14（$P<0.01$）
合計メインテナンス回数	109 回	134 回	45 回
インプラント構造物＋メインテナンス回数／1年間／患者1名	1.04	1.22	0.37（$P<0.01$）

4本インプラント支持 milled バーアタッチメント IOD は、補綴的メインテナンス回数／1年間／1名患者あたりが、2本と4本インプラント支持バークリップ円形アタッチメント IOD より、統計学的に有意に少ない（Weinlander M et al. Int J Oral Maxillofac Implants 2010; 25: 589-597.）。

3章 2　リペアの少ないインプラントオーバーデンチャーの作り方

4本のインプラント体支持のmilledバーアタッチメントIODが、他のアタッチメントのIODに比べて、補綴的合併症が少ないものであることは、3章1で解説しました。

しかし一方で、milledバーアタッチメントIODは、維持力を正確に規定することが困難である、という欠点があります。

術者が維持力をあらかじめ決めることができ、しかもその適正な維持力を経時的に維持できたなら、IODのアタッチメントとして、優れたものであるといえるでしょう。

milledバーアタッチメントの内冠に対してアンダーカットを設け、義歯側外冠のスナップに対応する部分にソフトアタッチメントという材料を利用することで、IODへ適正な維持力を容易に付与することができます。

milledバーアタッチメントにソフトアタッチメント材料を利用したIODのことを本書では、バーソフトアタッチメントIODと表記しています。ここまでさまざまなIODのアタッチメントの種類やそれに生じる合併症について述べてきました。それらをふまえて、バーソフトアタッチメントIODを、リペアのほとんど必要ない、より患者満足度の高いIODとして提案します。

3-2-1　ソフトアタッチメントIODとは？

ソフトアタッチメントIODとは、テレスコピッククラウンを維持装置とし、テレスコピッククラウンの内冠の一部にアンダーカット（ディンプルやスナップ、ノッチ）を設け、それに嵌合する高弾性材料突出部（ソフトアタッチメント）が外冠に取り付けてあるものをいいます。【図3-2-1】

ソフトアタッチメント部分には、大阪歯科大学歯科理工学教室（当時、川原春幸教授）と和田精密歯研社によって開発された、セグメントポリウレタンの一種である高弾性プラスチック材料を使用しています。

セグメントポリウレタンとは、化学構造の主鎖の繰り返し単位の中にウレタン結合をもち、ハードセグメントとソフトセグメントの組み合わせ様式によって、ガラスのような硬いものからこん

図 **3-2-1**　ソフトアタッチメントIODの構造図。内冠にアンダーカットを形成し、そのアンダーカットに対する外冠のソフトアタッチメントの突出部による嵌合力が維持力の主体をなしている。

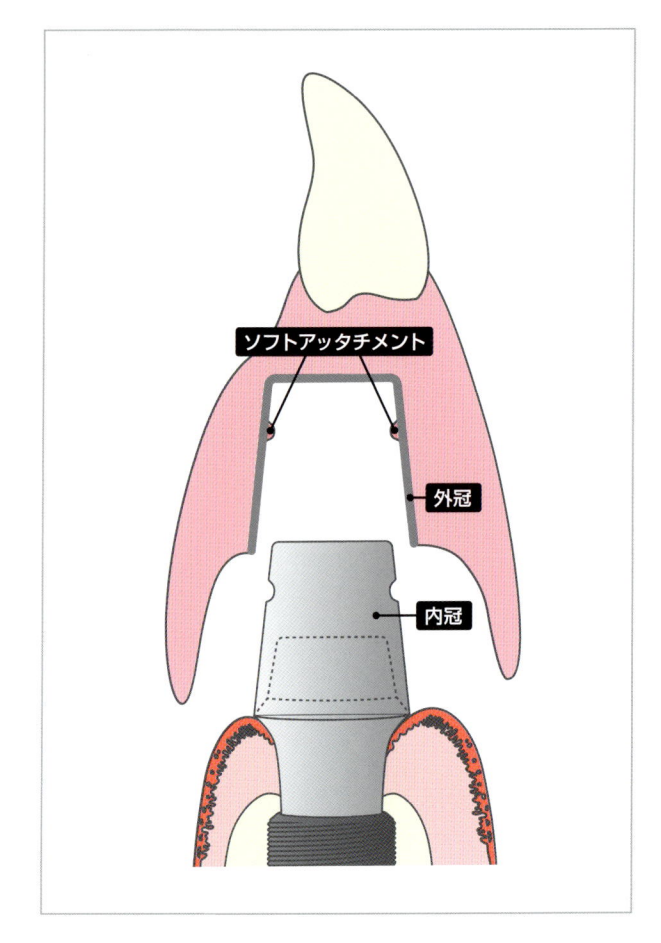

にゃく様の柔らかいものまで種々の物性を製作できます。このようなセグメントポリウレタンの多面性に着目し、生体材料としての必須条件をできるだけ満たし、口腔内条件を想定した環境下での実験によって、ソフトアタッチメント材料が開発されました。

3-2-2 ソフトアタッチメントを用いたテレスコピッククラウンの利点

従来のようなテレスコピッククラウンの維持機構は、金属対金属の剛性維持で、内外金属冠には高い鋳造成形精度が要求され、内外冠の摩擦抵抗によって維持力が確保されているため、金属の摩耗による維持力の低下が起こり、修理や調整が困難となります。

それらに比べ、ソフトアタッチメントを用いたテレスコピッククラウンの利点は以下の通りです。
1. 維持力の低下がなく、長期の着脱に耐えうる。
2. 咬合衝撃が緩和される。
3. 維持と支持の方向と力を自由に設定できる。
4. 修理、調整が容易である。
5. 技工操作が比較的簡便である。

3-2-3 ソフトアタッチメント材料の物性

ソフトアタッチメント材料の特長としては
1. 化学安定性が良好で、口腔内での使用において十分な強度が長期間保持され、クリープや摩擦による永久変形もほとんど認められない【図3-2-2】。
2. 形状についても、その面形態に適応した種々な構築を行うことができるため、可撤性補綴物の維持と支持の方向や力を自由に設計することができる。
3. 歯質や金属との接着ヌレ性が極めて高いため、可撤性補綴物の外冠金属と強固に接着することができ、可撤性補綴物の維持装置に利用する際の着脱の繰り返しや咬合応力に耐えることができる。

図 3-2-2　抜き回数と抜き力の変化。着脱繰り返しによる維持力の変化を観察した結果、優れた耐摩耗性が認められており、その維持力は長期に渡って衰退しない。(川原春幸ら. 補綴臨床 1985;18(3):342-361. より引用・改変)

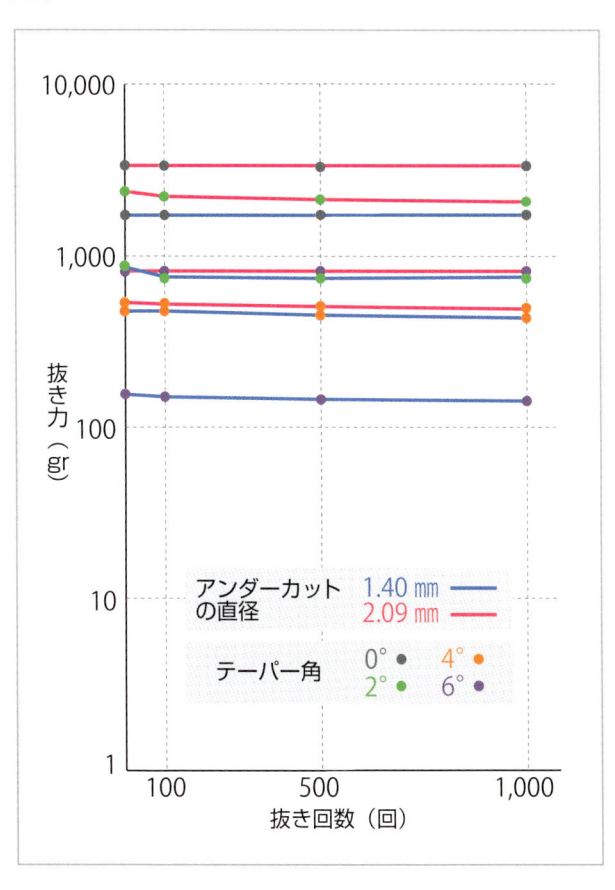

3-2-4 ソフトアタッチメントの維持力

　ソフトアタッチメントの維持力は、内冠上に任意のアンダーカット（ディンプルやスナップ、ノッチ）を掘り込み、これを維持機構として使用します【図 3-2-3】。

　種々の要因によって維持力は大きく影響を受けます【図 3-2-4】、【表 3-2-1】。

1. アンダーカットの深さ：深くすると強くなるが、耐久性が減少します。
2. アンダーカットの形状：直径を大きくすると維持力は強くなります。
3. アンダーカットと内冠軸面のテーパー角（コーヌス角）：角度を小さくすると維持力は強くなるが、技工操作が難しくなります。角度は4度を基本とします。
4. 接触する材料の面状態、とくに表面粗さ：面が粗いほど維持力は上がるが、汚れが付着しやすくなります。
5. 介在する液体の種類と粘度：ヌレ状態では乾燥状態に比べると約20％維持力が低下します。

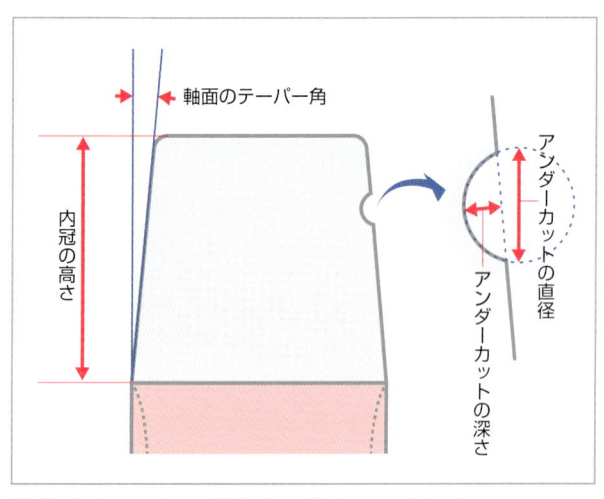

図 3-2-3　内冠の構造を調整することによって、ソフトアタッチメントの維持力を調整することができる。（川原春幸ら．補綴臨床 1985;18(3):342-361.より引用・改変）

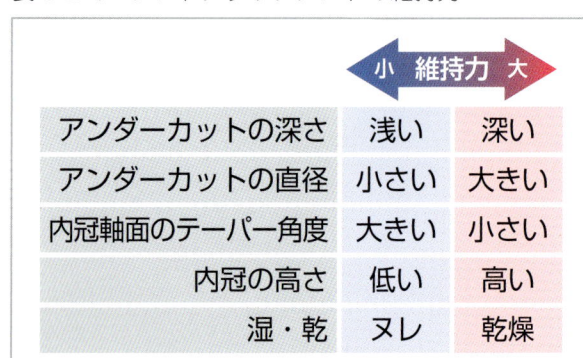

表 3-2-1　ソフトアタッチメントの維持力

	小　維持力　大	
アンダーカットの深さ	浅い	深い
アンダーカットの直径	小さい	大きい
内冠軸面のテーパー角度	大きい	小さい
内冠の高さ	低い	高い
湿・乾	ヌレ	乾燥

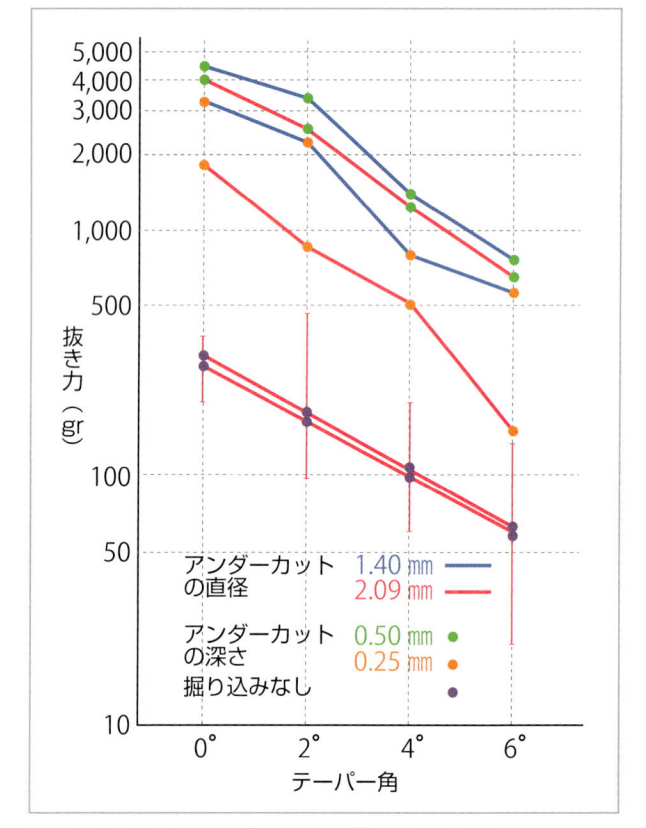

図 3-2-4　乾燥状態における維持力。内冠軸面のテーパー角が大きく、アンダーカットの直径が小さく、アンダーカットの深さが浅いほど維持力は低下する。（川原春幸ら．補綴臨床 1985;18(3):342-361.より引用・改変）

3-2-5 バーソフトアタッチメント IOD とは？

IODのアタッチメントとして優れた、ソフトアタッチメントを用いたテレスコピッククラウンをmilledバーとして連結させることにより、インプラント体への側方力から生じる辺縁骨への有害な応力を抑制することができ、より安定性の高い理想的なIODを製作することができます。

また、milledバーとして連結することで、ソフトアタッチメントを取り付ける部分を、インプラント体の埋入位置に関わらず、バーの部分に自由に設計することができるため、バーアタッチメント一体として、理想的なトータル維持力を設定することができます【図3-2-5】。

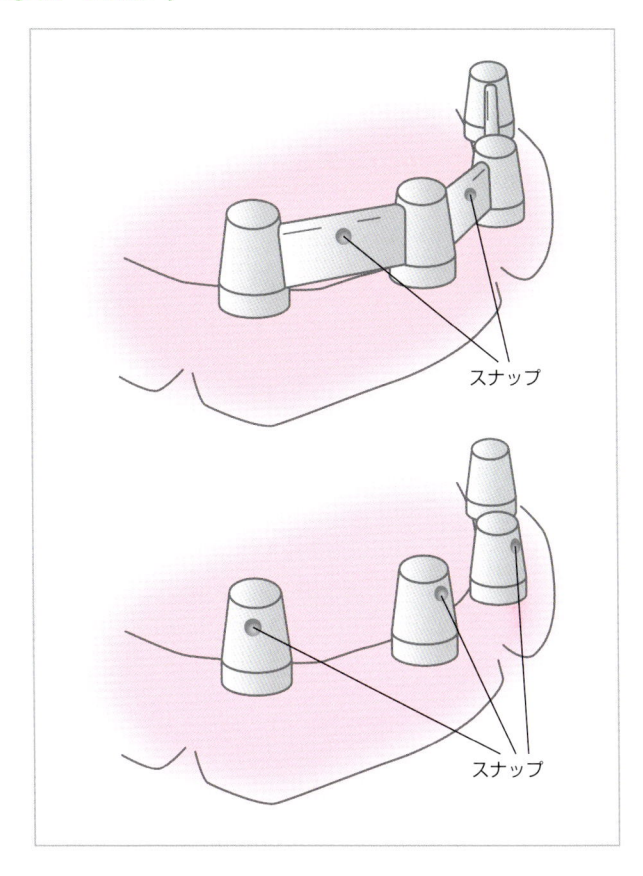

図 3-2-5　内冠を連結することで、より安定性の高いIODを製作することができる。（上：milledバー、下：テレスコピッククラウン）

3-2-6 バーソフトアタッチメント IOD の維持力

バーソフトアタッチメントIODの一装置当たりのトータル維持力は、500〜600グラムを製作基準としています。

維持力の測定には、テンションゲージが用いられています【図3-2-6】。

通常は、乾いた室内で着脱すると少し維持力をきつく感じていても、口腔内の唾液のヌレが加わると、着脱感は弱く感じられます。

維持力の設定については、ケースバイケースであり、ドクターからの指示、患者の背景、身体面、支台側の状況、位置や数量などを考慮して設定します。

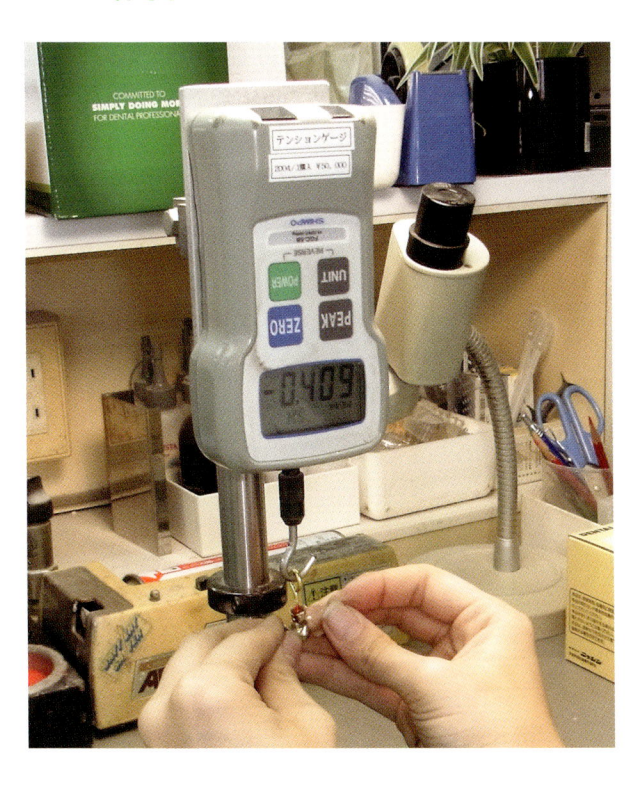

図 3-2-6　テンションゲージなどを用いて維持力を測定する。（協力：和田精密歯研 株式会社）

3-2-7 バーソフトアタッチメントIODの製作

①内冠の製作（図3-2-7〜11）

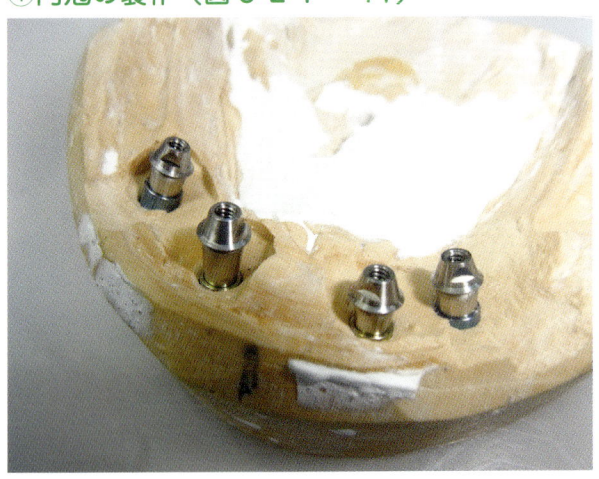

図3-2-7 歯肉の高さに合うような高さのコンポーネントをアナログに取り付ける（写真はケンテック社のスクリューアバットメント高さ3〜5mm）。

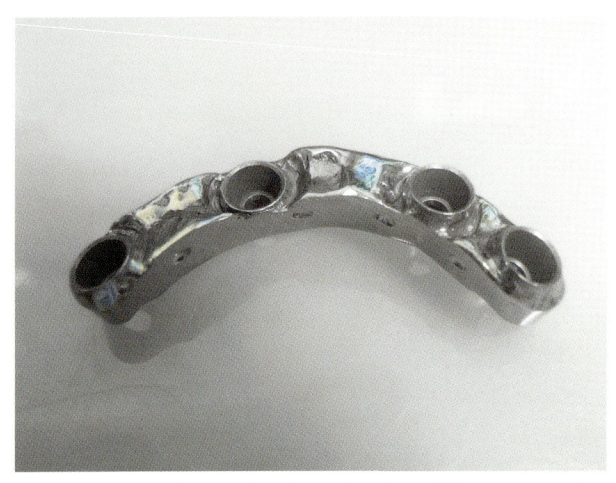

図3-2-8 連結したバータイプの内冠（軸面のテーパー角を4度に設定）を製作。

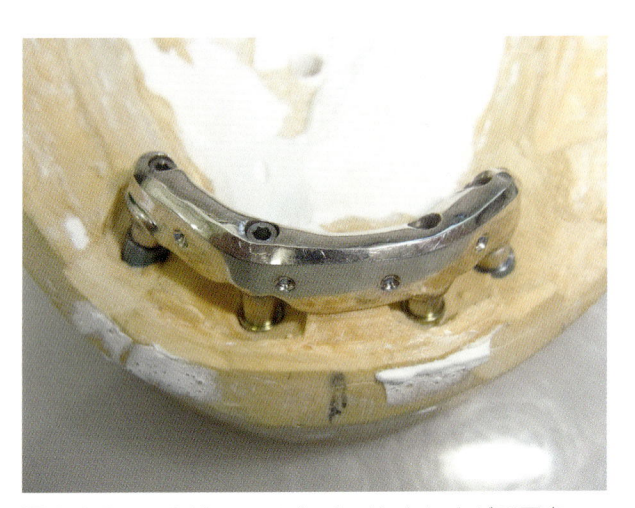

図3-2-9 スクリューアバットメントにネジで固定。

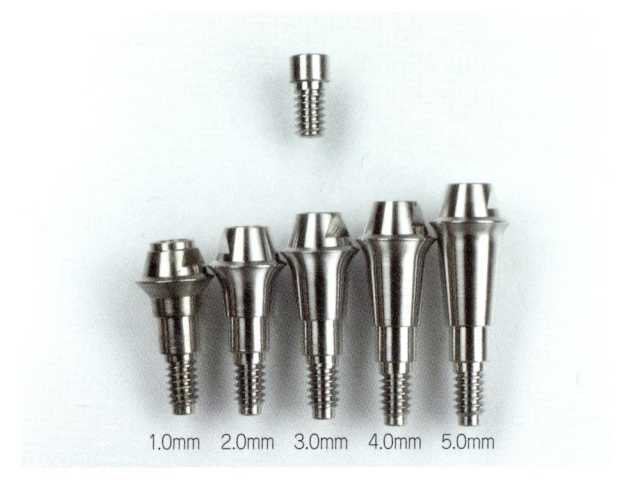

図3-2-10 スクリューアバットメント。インプラント体とモーステーパー嵌合している。1.0、2.0、3.0、4.0、5.0mmの高さがある。

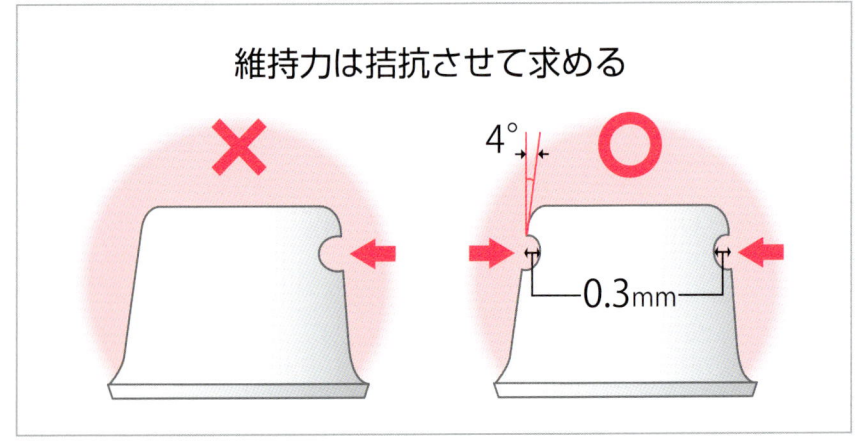

図3-2-11 バータイプの内冠の頬舌側にアンダーカット（ディンプル深さは0.3mm）を形成。ディンプルの形成箇所については、頬舌側に対して、また高さに対しても拮抗する位置に設定することで、小さなアンダーカットで安定した維持力を得ることができる。バータイプの内冠の一方向に強い維持力を求めるよりは、二方向から拮抗させて維持力を求めたほうが、小さなアンダーカットで安定した維持力を得ることができる。（川原春幸ら．補綴臨床 1985;18(3):342-361.より引用・改変）

3章 2　リペアの少ないインプラントオーバーデンチャーの作り方

②外冠と義歯床の製作およびソフトアタッチメントの取り付け（図3-2-12～15）

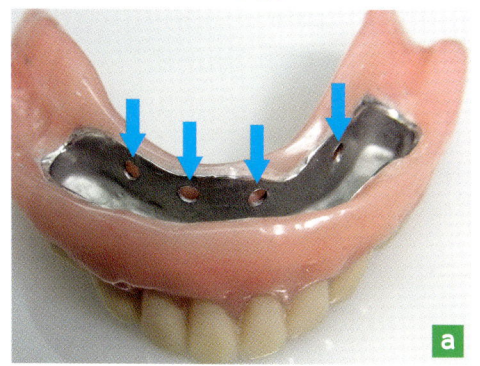

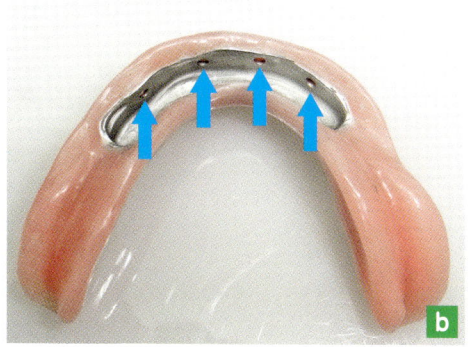

図 3-2-12a、b　外冠と義歯床を製作。外冠にはソフトアタッチメントを取り付けるための穴を開ける。ソフトアタッチメントは頰舌側にそれぞれ4ヵ所取り付けてある。（協力：和田精密歯研 株式会社）

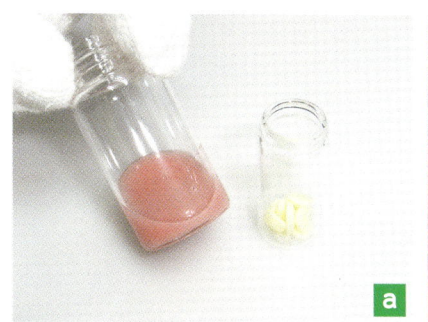

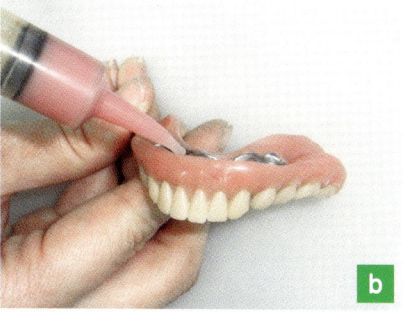

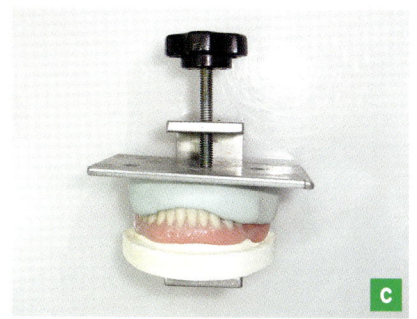

図 3-2-13a～c　ソフトアタッチメント材料を外冠の穴に入れて重合させる。

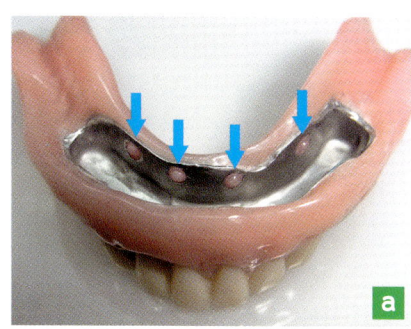

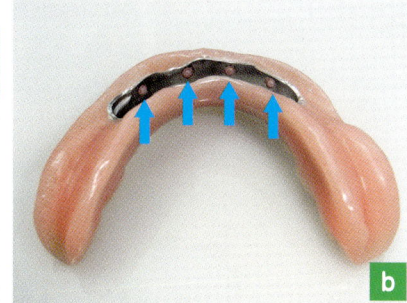

図 3-2-14a、b　ソフトアタッチメント材料重合後。

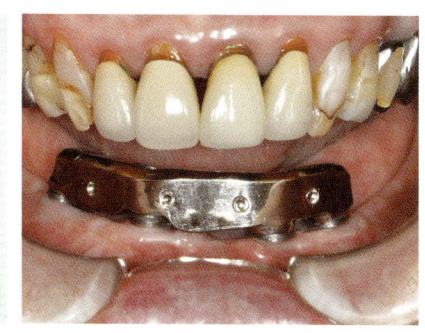

図 3-2-15　内冠装着時の口腔内写真。milledバーの側面にソフトアタッチメントが嵌合するアンダーカットが付与してある。この症例では900gの維持力を付与した。

3-2-8　バーソフトアタッチメントIODの維持力の調整および修理

　口腔内装着後、維持力が強すぎた場合はソフトアタッチメント材料の突出部をわずかに落とすことにより簡単に調整できます。

　逆に、十分な維持力が確保されなかった場合には、アンダーカット掘り込み量をさらに深くして、ソフトアタッチメント材料の層のみを再製すれば容易に解決できます。

　経年的に維持力低下が起きた場合やソフトアタッチメント材料に破断が起きた場合も、同様の処理で対応できます。

3-2-9 バーソフトアタッチメント IOD の臨床例

　バーソフトアタッチメント IOD のアタッチメントの製作については、インプラントの埋入位置によってさまざまなバリエーションがあります。また、内冠をカスタムで製作するため、インプラント体が傾斜していてもある程度補正することができます。いずれの症例も合併症は発生していません。

症例1 　上顎前歯部に4本インプラントを埋入したバーソフトアタッチメント IOD

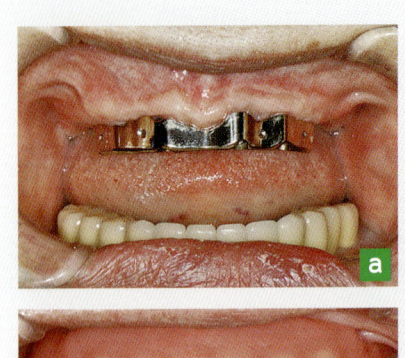

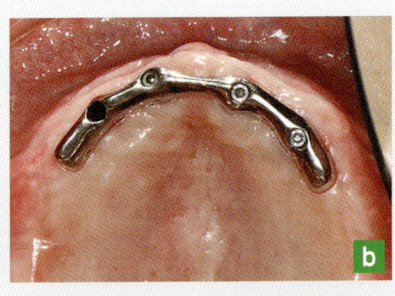

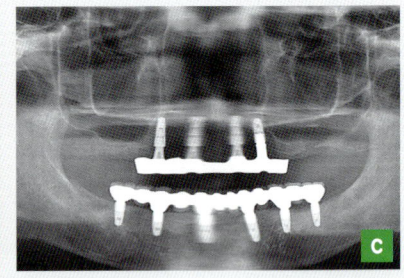

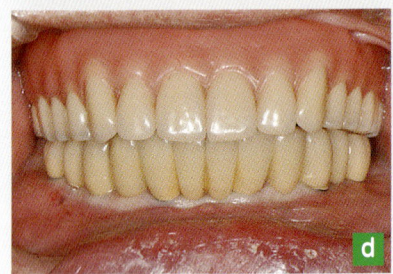

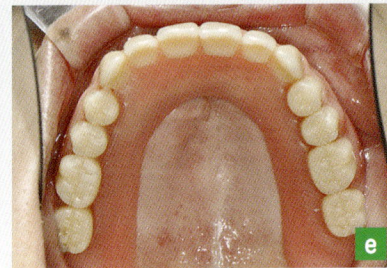

図 3-2-16a〜e 　上顎前歯部に4本のインプラントが埋入されている。口蓋を覆うことなく、安定した維持力を付与することができる。バーソフトアタッチメント IOD 装着後7年経過時。

症例2 　下顎オトガイ孔間に2本インプラントを埋入したバーソフトアタッチメント IOD

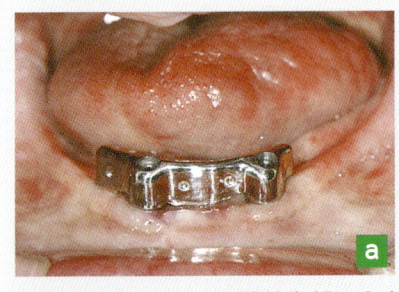

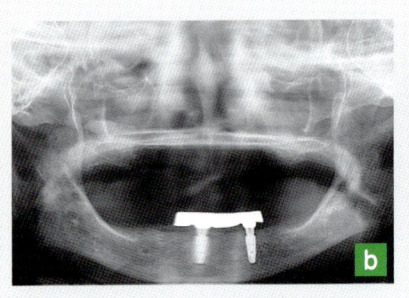

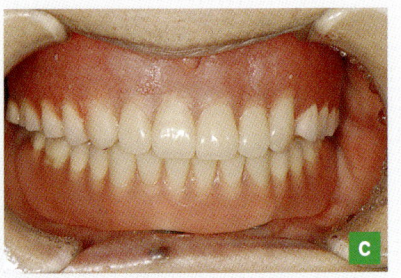

図 3-2-17a〜c 　下顎前歯部に2本のインプラントが埋入されている。インプラントを4本埋入したほうが理想的だが、費用などの問題で難しいときは2本でも製作することができる。下顎はインプラントを舌側寄りに埋入してしまうと、IOD を製作する際に舌房が狭くなってしまうため、注意が必要である。バーソフトアタッチメント IOD 装着後5年経過時。

3章 2 リペアの少ないインプラントオーバーデンチャーの作り方

症例 3 上顎両側臼歯部に 2 本ずつインプラントを埋入したバーソフトアタッチメント IOD

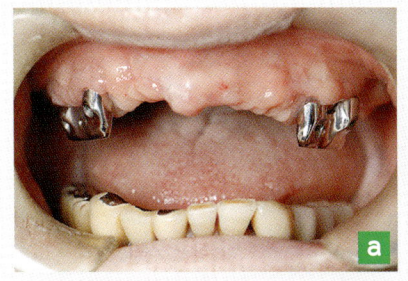

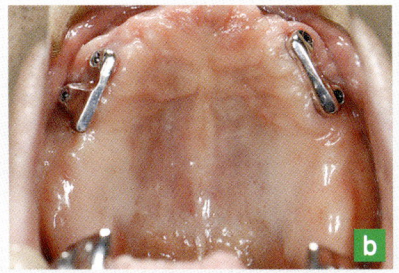

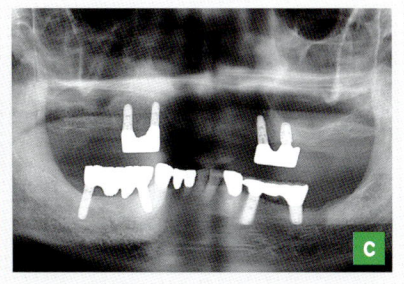

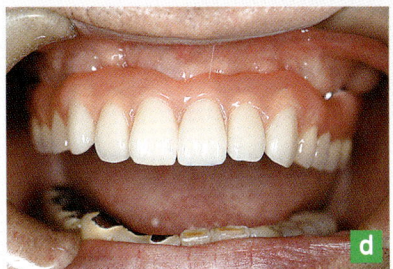

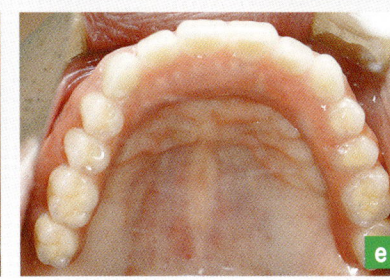

図 3-2-18a〜e 上顎両側臼歯部に 2 本ずつインプラントが埋入されている。前歯部の骨吸収が激しかったため、骨のある犬歯から小臼歯部分にインプラントを埋入し、ソフトアタッチメントを装着した。バーソフトアタッチメント IOD 装着後 5 年経過時。

症例 4 下顎両側臼歯部に 2 本ずつインプラントを埋入したバーソフトアタッチメント IOD

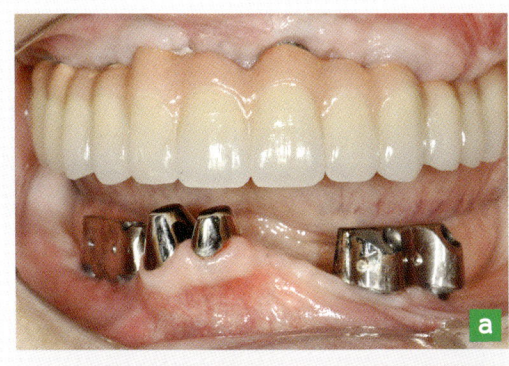

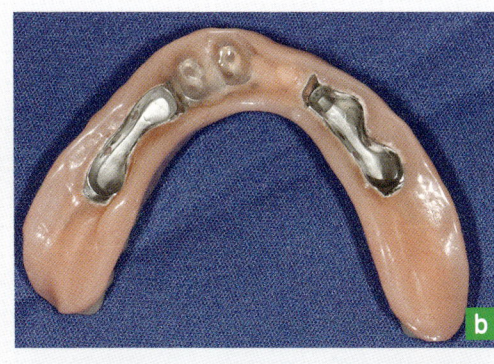

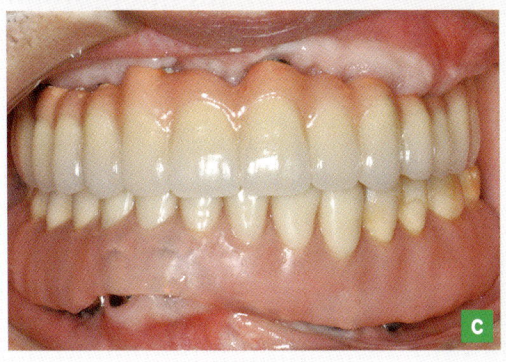

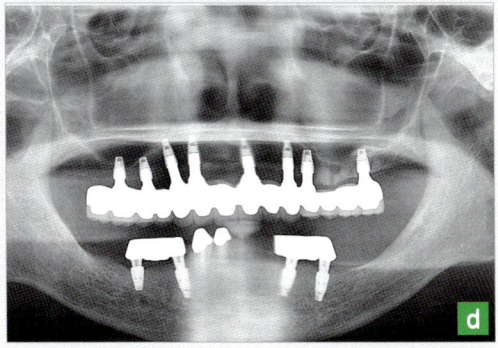

図 3-2-19a〜d 下顎両側臼歯部に 2 本ずつインプラントが埋入されている。前歯部の骨幅が狭かったことと、患者が 3 2 1 の抜歯を拒否したため、臼歯部にインプラントを埋入し、ソフトアタッチメントを装着した。バーソフトアタッチメント IOD 装着後 4 年経過時。

3章 3　リペアの少ないインプラントオーバーデンチャーのメインテナンス

3-3-1　バーアタッチメントとボールアタッチメントの清掃性とインプラント周囲組織の比較

　アタッチメントの清掃性は、IODを長期安定させるために重要になります。バーアタッチメントは、ブリッジと同じように、バーの下部やインプラント体の隣接部を磨くのが難しく、構造的に汚れやすくなるというデメリットがあります。

　Wismeijerら（2001年）が、ボールアタッチメント、バーアタッチメント（インプラント本数：2本または4本）をそれぞれ装着した下顎IODのプラークスコア、プローブ時の歯肉の出血指数の経時的な変化、辺縁骨の吸収を比較しています。

　プラークスコアの比較において、バーアタッチメントIODは、ボールアタッチメントIODに比べてプラークスコアが高く、汚れが付着しやすくなっています。また、バーアタッチメントIODにおいても4本のインプラント体を連結したIODは、2本のものよりもプラークスコアが高くなっています【図3-3-1、表3-3-1】。

　プローブ時の歯肉の出血指数においても、バーアタッチメントIODは、ボールアタッチメントIODよりも高く、歯肉の炎症を起こしやすくなっています【図3-3-2、表3-3-2】。

　しかし、辺縁骨の吸収に関しては、バーアタッチメントとボールアタッチメントの間で、プラークスコアおよび出血指数と有意の相関性は認められませんでした。また、4本のインプラント体を連結したものにおいては遠心の2本に比べ、中央の2本のインプラントの辺縁骨の吸収が有意に大きくなりました【図3-3-3】。

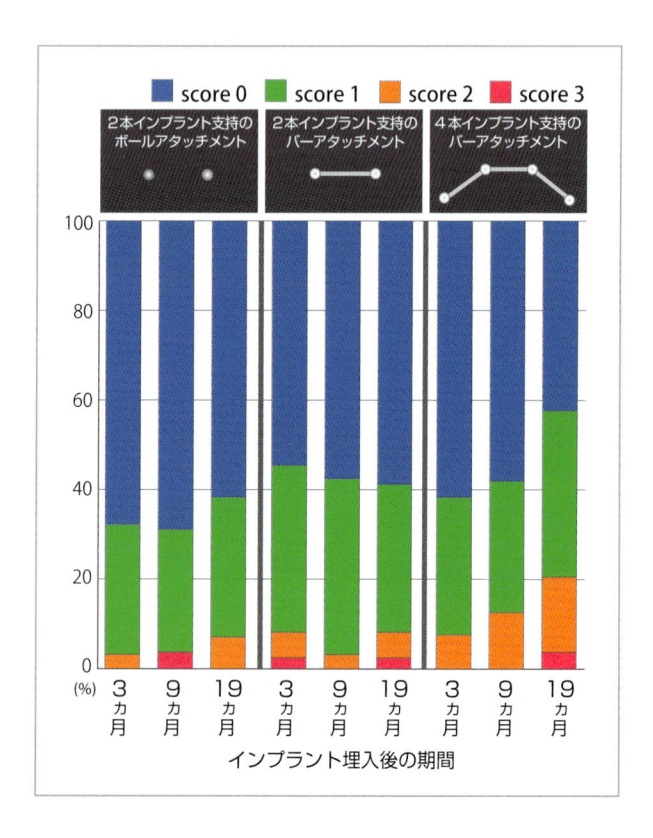

図 3-3-1　異なるアタッチメントにおける下顎IOD装着時のプラークスコア（Mombelliらの分類）の経時的な変化。
インプラント埋入後の期間3ヵ月がIOD装着後1週間。バーアタッチメントIODは、ボールアタッチメントIODよりプラークスコアが高く、バーアタッチメントIODに関してはインプラント4本支持が2本支持よりプラークスコアが高い（Wismeijer et al. Clin Oral Impl Res 1999;10(4):297-306.）。

表 3-3-1　プラークスコアの分類

score 0	プラークが検出されない
score 1	インプラントの歯肉縁部をプローブで触るとプラークが付いてくる
score 2	プラークを目視できる
score 3	多量のプラークが表面へ沈着

Mombelliらの分類。（Mombelli et al. Oral Microbiol immunol 1987;2(4):145-151.）。

3章 3 リペアの少ないインプラントオーバーデンチャーのメインテナンス

　これらの結果より、ボールアタッチメントとバーアタッチメントを比較した際、清掃性はボールアタッチメントのほうが優れているが、バーアタッチメントはインプラント体を連結することによって、インプラント体への側方力から生じる辺縁骨への有害な応力を抑制し、辺縁骨の吸収を抑制していると考えられます。

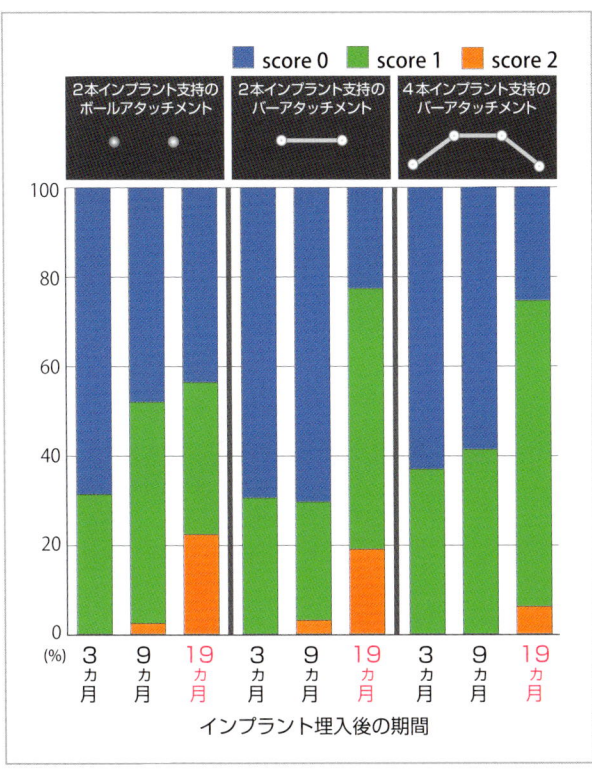

図 3-3-2　異なるアタッチメントにおける下顎 IOD 装着時のプロービング時の出血指数（Mombelli らの分類）の経時的な変化。埋入後 19 ヵ月を比較するとバーアタッチメントのほうがボールアタッチメントよりも出血指数が高い（Wismeijer et al. Clin Oral Impl Res 1999;10(4):297-306.）。

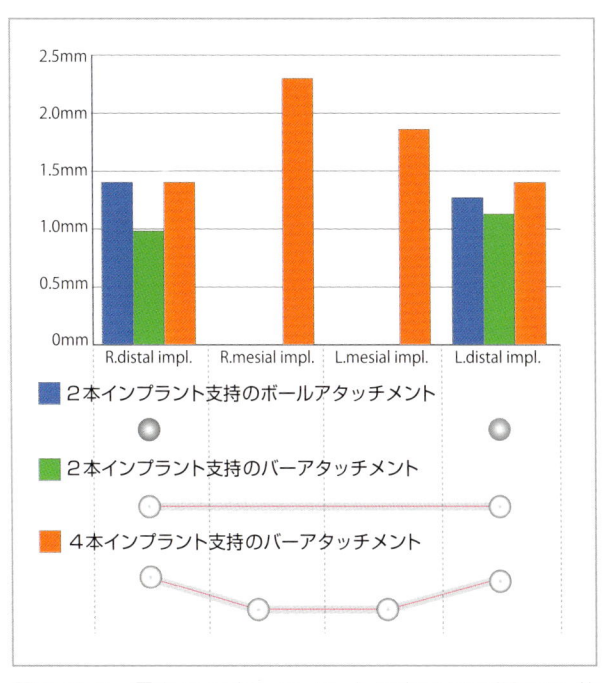

図 3-3-3　異なるアタッチメントにおける下顎 IOD 装着時の辺縁骨の吸収の比較。
辺縁骨の吸収に関しては、バーアタッチメントとボールアタッチメントの間で、有意な差は認められなかった。また、4本のインプラントを連結したものにおいては側方の2本に比べ、中央の2本のインプラントの辺縁骨の吸収が大きかった（Wismeijer et al. Clin Oral Impl Res 1999;10(4):297-306.）。

表 3-3-2　プロービング時の出血指数の分類

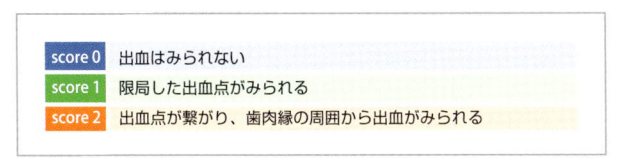

score 0	出血はみられない
score 1	限局した出血点がみられる
score 2	出血点が繋がり、歯肉縁の周囲から出血がみられる

Mombelli らの分類（Mombelli et al. Oral Microbiol immunol 1987:2(4):145-151）。

3-3-2 バーソフトアタッチメントIODのメインテナンス

　前述のように、バーアタッチメントIODの欠点として、バーアタッチメント下部の清掃の難しさがあります。メインテナンス時には、アタッチメントは簡単に取り外すことができるので、定期的にバーアタッチメントを外してきれいにします。

　さらに患者に対して、バーアタッチメント下部を歯間ブラシやスーパーフロス（Thornton社）などを用いて磨けるように清掃指導を行うことが重要です。

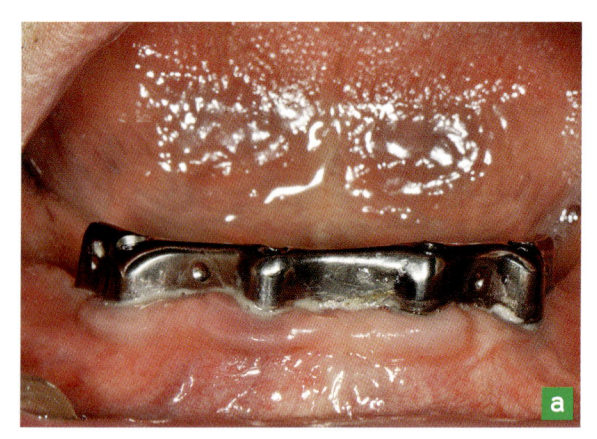

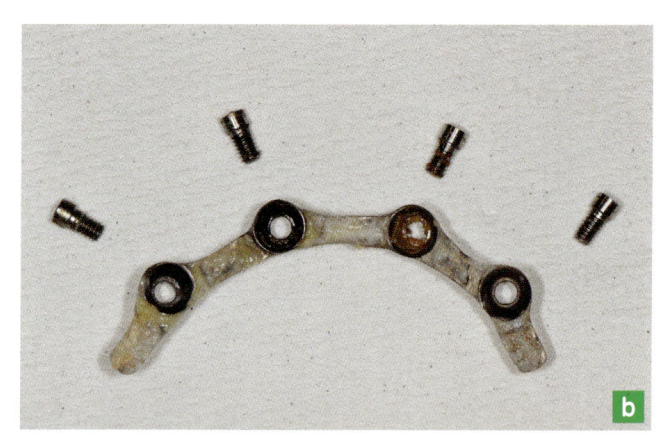

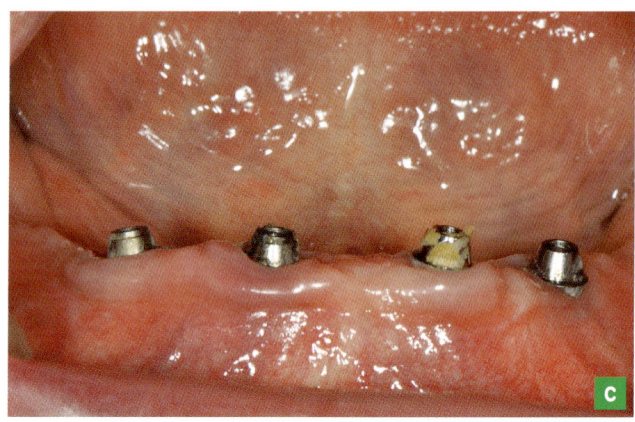

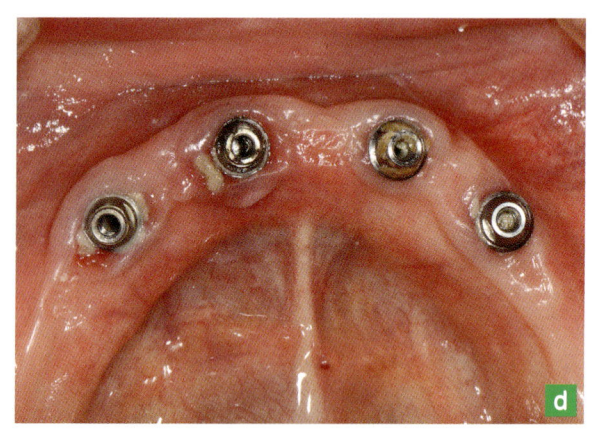

図3-3-4a～d　メインテナンス時。バーと歯肉の辺縁部に汚れが付着している。アタッチメントを外して粘膜面を見るとプラークが付着し、アバットメントの周囲の歯肉には炎症がある。アタッチメントはネジ止めのため、簡単に外して洗うことができる。この症例では、インプラント周囲粘膜炎のみで、周囲炎は発症していない。

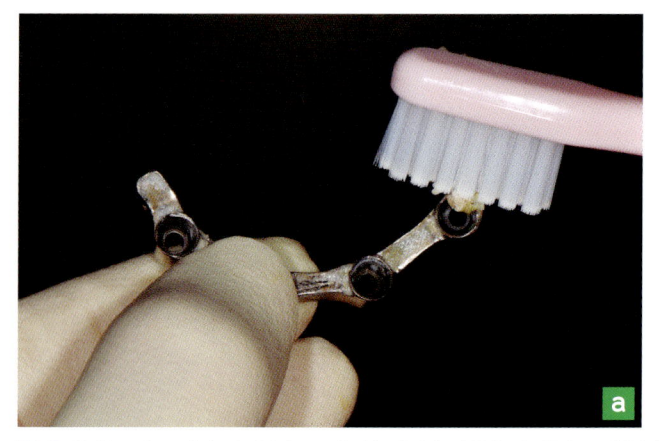

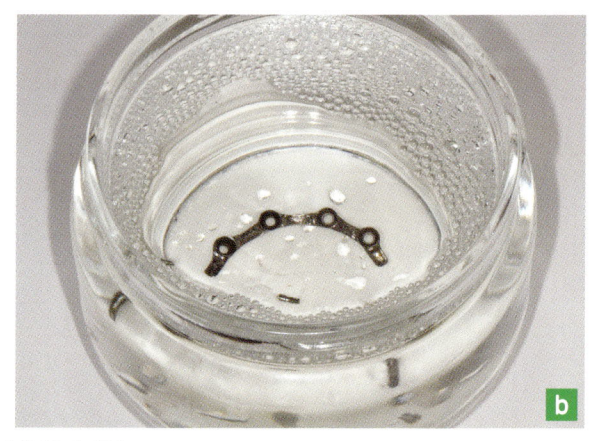

図3-3-5a、b　外したアタッチメントはブラシで磨き、超音波洗浄を行う。

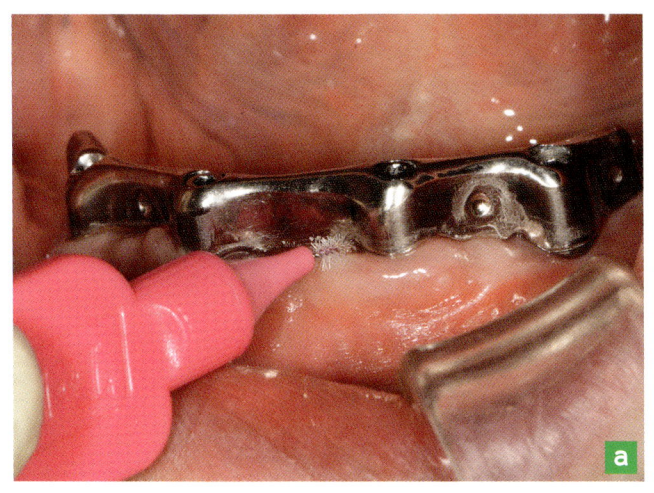

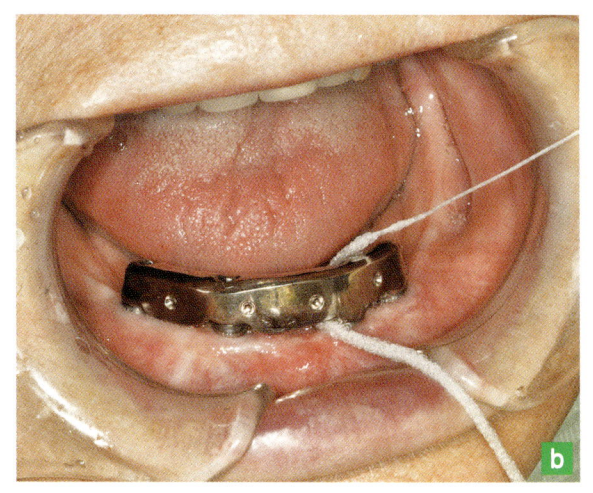

図 3-3-6a、b　普段患者には、アタッチメントの粘膜面を超音波ブラシや歯間ブラシ、スーパーフロスなどで磨いてもらうように指導する。

メインテナンス時には清掃状態に加え、ネジの緩みについても必ず確認します。

定期的にインプラント体の辺縁骨の状態を診るため、デンタルX線撮影を行います。

経年的に維持力低下が起きた場合やソフトアタッチメントの破断が起きた場合は、ソフトアタッチメント層のみを再製すれば容易に修理することができます。

3-3-3　3章のまとめ

1. 下顎の2本インプラント支持のボールアタッチメントIODとロケーターアタッチメントIOD、3本インプラント支持のボールアタッチメントIODとバーアタッチメントIOD、4本インプラント支持バーアタッチメントIODの、5種類のIODの患者満足度を比較したところ、下顎4本インプラント支持バーアタッチメントIODの満足度がもっとも高かった。
2. 下顎の2本インプラント支持のボールアタッチメントIODとバーアタッチメントIOD、4本インプラント支持バーアタッチメントIODの3種類のIODのIOD装着までにかかった費用と、その後のメインテナンスの費用を比較したところ、装着までの初期的な費用がもっとも高いのは、下顎4本インプラント支持バーアタッチメントIODであったが、その後のメインテナンスに必要であった費用は、もっとも低かった。
3. 下顎の2本インプラント支持の円形バーアタッチメントIOD、4本インプラント支持の円形バーアタッチメントIOD、4本インプラント支持のmilledバーアタッチメントIODの、3種類のIODの補綴的合併症の頻度を比較したところ、統計的に有意に、4本インプラント支持milledバーアタッチメントIODの補綴的合併症がもっとも少なかった。
4. milledバーアタッチメントは、規定の維持力を定めにくいが、milledバーアタッチメントに、ソフトアタッチメント（アンダーカットの一種）を加えることで、適正な維持力を術者が症例に合わせて決められ、しかも経時的に適正な維持力が保てることが示唆された。
5. 4本インプラント支持バーアタッチメントIODの口腔ケアは、インプラント本数の少ない、インプラント体が連結されていないIODより困難であることが示唆されたが、超音波スケーラーの活用や専門的な持続的口腔ケアを実践することで、十分にフォロー可能であることが示唆された。

インプラントオーバーデンチャーのリペア防止のための参考文献集

1章 参考文献

1章 1

P.8 図1-1-1、図1-1-5
Cawood JI, Howell RA. A classification of the edentulous jaws. Int J Oral Maxillofac Surg 1988; 17(4): 232-236.

P.8 図1-1-2
Brånemark PI, Zarb GA, Albrektsson T. Tissue-integrated Protheses. Chicago: Quintessence Publishing, 1985.

P.9 図1-1-3
Jemt T, Chai J, Harnett J, Heath MR, Hutton JE, Johns RB, McKenna S, McNamara DC, van Steenberghe D, Taylor R, Watson RM, Herrmann I. A 5-year prospective multicenter follow-up report on overdentures supported by osseointegrated implants. Int J Oral Maxillofac Implants 1996; 11(3):291-298.

P.9 図1-1-4
Tallgren A. The continuing reduction of the residual alveolar ridges in complete denture wearers: a mixed-longitudinal study covering 25 years. J Prosthet Dent 1972; 27(2): 120-132.

P.11 図1-1-6
Wright PS, Watson RM. Effect of prefabricated bar design with implant-stabilized prostheses on ridge resorption: a clinical report. Int J Oral Maxillofac Implants 1998; 13(1): 77-81.

P.11 図1-1-7、表1-1-1
Wright PS, Glantz PO, Randow K, Watson RM. The effects of fixed and removable implant-stabilised prostheses on posterior mandibular residual ridge resorption. Clin Oral Implants Res 2002; 13(2):169-174.

P.12 図1-1-8
Tymstra N, Raghoebar GM, Vissink A, Meijer HJ. Maxillary anterior and mandibular posterior residual ridge resorption in patients wearing a mandibular implant-retained overdenture. J Oral Rehabil 2011; 38(7): 509-516.

P.13 図1-1-9
Kelly E. Changes caused by a mandibular removable partial denture opposing a maxillary complete denture. J Prosthet Dent 1972; 27(2): 140-150.

1章 2

P.14 表1-2-1
Bressan E, Tomasi C, Stellini E, Sivolella S, Favero G, Berglundh T. Implant-supported mandibular overdentures: a cross-sectional study. Clin Oral Implants Res 2012; 23(7):814-819.

P.14 表1-2-2
Goodacre CJ, Kan JY, Rungcharassaeng K. Clinical complications of osseointegrated implants. J Prosthet Dent 1999; 81(5): 537-552.

P.15 表1-2-3
Feine JS, Carlsson GE. Implant Overdenture: The standard of care for edentulous patients. Chicago: Quintessence Publishing, 2003.

P.16 表1-2-4、表1-2-5
Berglundh T, Persson L, Klinge B. A systematic review of the incidence of biological and technical complications in implant dentistry reported in prospective longitudinal studies of at least 5 years. J Clin Periodontol 2002; 29 Suppl 3: 197-212.

P.17 表1-2-6
Geckili O, Mumcu E, Bilhan H. The effect of maximum bite force, implant number, and attachment type on marginal bone loss around implants supporting mandibular overdentures: a retrospective study. Clin Implant Dent Relat Res 2012; 14 Suppl 1: e91-97.

P.18 表1-2-7、表1-2-8
Çehreli MC, Karasoy D, Kokat AM, Akca K, Eckert S. A systematic review of marginal bone loss around implants retaining or supporting overdentures. Int J Oral Maxillofac Implants 2010; 25(2): 266-277.

P.19 表1-2-9
Heitz-Mayfield LJ. Peri-implant diseases: diagnosis and risk indicators. J Clin Periodontol 2008; 35(8 Suppl): 292-304.

P.19 表1-2-10
Burns DR, Unger JW, Coffey JP, Waldrop TC, Elswick RK Jr. Randomized, prospective, clinical evaluation of prosthodontic modalities for mandibular implant overdenture treatment. J Prosthet Dent 2011; 106(1): 12-22.

P.19 表1-2-11
Stoker G, van Waas R, Wismeijer D. Long-term outcomes of three types of implant-supported mandibular overdentures in smokers. Clin Oral Implants Res 2012; 23(8): 925-929.

1章 3

P.20 図1-3-1
Goodacre CJ, Bernal G, Rungcharassaeng K, Kan JY. Clinical complications with implants and implant prostheses. J Prosthet Dent 2003; 90(2): 121-132.

P.21 図1-3-2
Walton JN, MacEntee MI. A prospective study on the maintenance of implant prostheses in private practice. Int J Prosthodont 1997; 10(5):453-458.

P.22 表1-3-1
田中譲治．インプラント補綴 今なぜ、磁性アタッチメントの 有用性を再考すべきか —長寿社会を迎えて—. Quintessence DENT Implantol 2012; 19(1): 45-57.

P.23 表1-3-2
Naert I, Alsaadi G, Quirynen M. Prosthetic aspects and patient satisfaction with two-implant-retained mandibular overdentures: a 10-year randomized clinical study. Int J Prosthodont 2004; 17(4): 401-410.

P.24 表1-3-3
Mackie A, Lyons K, Thomson WM, Payne AG. Mandibular two-implant overdentures: three-year prosthodontic maintenance using the locator attachment system. Int J Prosthodont 2011; 24(4): 328-331.

P.24 表1-3-4
Kleis WK, Kammerer PW, Hartmann S, Al-Nawas B, Wagner W. A comparison of three different attachment systems for mandibular two-implant overdentures: one-year report. Clin Implant Dent Relat Res 2010; 12(3): 209-218.

P.25 表1-3-5
Kim HY, Lee JY, Shin SW, Bryant SR. Attachment systems for mandibular implant overdentures: a systematic review. J Adv Prosthodont 2012; 4(4): 197-203.

1章 4

P.26 図1-4-1
Hong HR, Pae A, Kim Y, Paek J, Kim HS, Kwon KR. Effect of implant position, angulation, and attachment height on peri-implant bone stress associated with mandibular two-implant overdentures: a finite element analysis. Int J Oral Maxillofac Implants 2012; 27(5):e69-76.

P.27 図1-4-2
Vafaei F, Khoshhal M, Bayat-Movahed S, Ahangary AH, Firooz F, Izady A, Rakhshan V. Comparative stress distribution of implant-retained mandibular ball-supported and bar-supported overlay dentures: a finite element analysis. J Oral Implantol 2011; 37(4):421-429.

P.28 図1-4-3
Abreu RT, Spazzin AO, Noritomi PY, Consani RL, Mesquita MF. Influence of material of overdenture-retaining bar with vertical misfit on three-dimensional stress distribution. J Prosthodont 2010; 19(6):425-431.

P.29 図1-4-4
Spazzin AO, Abreu RT, Noritomi PY, Consani RL, Mesquita MF. Evaluation of stress distribution in overdenture-retaining bar with different levels of vertical misfit. J Prosthodont 2011; 20(4):280-285.

P.29 図1-4-5
Spazzin AO, Dos Santos MB, Sobrinho LC, Consani RL, Mesquita MF. Effects of horizontal misfit and bar framework material on the stress distribution of an overdenture-retaining bar system: a 3D finite element analysis. J Prosthodont 2011; 20(7):517-522.

P.30 図1-4-6
Assuncao WG, Barao VA, Tabata LF, de Sousa EA, Gomes EA, Delben JA. Comparison between complete denture and implant-retained overdenture: effect of different mucosa thickness and resiliency on stress distribution. Gerodontology 2009; 26(4):273-281.

P.31 表1-4-1、表1-4-2
Takeshita S, Kanazawa M, Minakuchi S. Stress analysis of mandibular two-implant overdenture with different attachment systems. Dent Mater J 2011; 30(6):928-934.

P.32 表1-4-3
Chung KH, Chung CY, Cagna DR, Cronin RJ Jr. Retention characteristics of attachment systems for implant overdentures. J Prosthodont 2004; 13(4):221-226.

2章 参考文献

2章 1

P.34 図2-1-1、表2-1-1
Esposito M, Hirsch JM, Lekholm U, Thomsen P. Biological factors contributing to failures of osseointegrated oral implants. (I). Success criteria and epidemiology. Eur J Oral Sci 1998; 106(1):527-551.

P.35 表2-1-2
Zitzmann NU, Berglundh T. Definition and prevalence of peri-implant diseases. J Clin Periodontol 2008; 35(8 Suppl):286-291.

P.35 表2-1-3
Laurito D, Lamazza L, Spink MJ, De Biase A. Tissue-supported dental implant prosthesis (overdenture): the search for the ideal protocol. A literature review. Ann Stomatol (Roma) 2012; 3(1):2-10.

P.36 表2-1-4、表2-1-6
Goodacre CJ, Kan JY, Rungcharassaeng K. Clinical complications of osseointegrated implants. J Prosthet Dent 1999; 81(5):537-552.

P.37 表2-1-5
Froum SJ. Dental implant complications. Etilogy, Prevention, and Treatment. Oxford: Blackwell publishing, 2010.

P.37 図2-1-2
Jimbo R, Halldin A, Janda M, Wennerberg A, Vandeweghe S. Vertical fracture and marginal bone loss of internal-connection implants: a finite element analysis. Int J Oral Maxillofac Implants 2013; 28(4):e171-176.

P.39 図2-1-4
Gracis S, Michalakis K, Vigolo P, Vult von Steyern P, Zwahlen M, Sailer I. Internal vs. external connections for abutments/reconstructions: a systematic review. Clin Oral Implants Res 2012; 23 Suppl 6:202-216.

2章 2

P.40 表2-2-1、表2-2-2、表2-2-3、表2-2-4
Goodacre CJ, Kan JY, Rungcharassaeng K. Clinical complications of osseointegrated implants. J Prosthet Dent 1999; 81(5):537-552.

P.41 表2-2-5
Walton JN, Ruse ND. In vitro changes in clips and bars used to retain implant overdentures. J Prosthet Dent 1995; 74(5):482-486.

P.42 図2-2-3
Walton JN. A randomized clinical trial comparing two mandibular implant overdenture designs: 3-year prosthetic outcomes using a six-field protocol. Int J Prosthodont 2003; 16(3):255-260.

P.42 図2-2-5、表2-2-6
Branchi R, Vangi D, Virga A, Guertin G, Fazi G. Resistance to wear of four matrices with ball attachments for implant overdentures: a fatigue study J Prosthodont 2010; 19(8):614-619.

P.43 図2-2-7
Maeda Y, Horisaka M, Yagi K. Biomechanical rationale for a single implant-retained mandibular overdenture: an in vitro study. Clin Oral Implants Res 2008; 19(3):271-275.

P.44 表2-2-7
Alsabeeha NH, Payne AG, Swain MV. Attachment systems for mandibular two-implant overdentures: a review of in vitro investigations on retention and wear features. Int J Prosthodont 2009; 22(5):429-440.

P.45 表2-2-8
Chung KH, Chung CY, Cagna DR, Cronin RJ Jr. Retention characteristics of attachment systems for implant overdentures. J Prosthodont 2004; 13(4):221-226.

P.45 図2-2-8
Naert I, Alsaadi G, Quirynen M. Prosthetic aspects and patient satisfaction with two-implant-retained mandibular overdentures: a 10-year randomized clinical study. Int J Prosthodont 2004; 17(4):401-410.

P.46 図2-2-9
Setz I, Lee SH, Engel E. Retention of prefabricated attachments for implant stabilized overdentures in the edentulous mandible: an in vitro study. J Prosthet Dent 1998; 80(3):323-329.

P.47 図2-2-10、2-2-11
Tokuhisa M, Matsushita Y, Koyano K. In vitro study of a mandibular implant overdenture retained with ball, magnet, or bar attachments: comparison of load transfer and denture stability. Int J Prosthodont 2003; 16(2):128-134.

2章 3

P.48　表2-3-1、表2-3-4、表2-3-5、表2-3-6、表2-3-8
Goodacre CJ, Kan JY, Rungcharassaeng K. Clinical complications of osseointegrated implants. J Prosthet Dent 1999;81(5):537-552.

P.48　図2-3-2
前田芳信．臨床に生かすオーバーデンチャー－インプラント・天然歯支台のすべて－東京：クインテッセンス出版 ,2003.

P.49　表2-3-2
Trakas T, Michalakis K, Kang K, Hirayama H. Attachment systems for implant retained overdentures: a literature review. Implant Dent 2006;15(1):24-34.

P.49　表2-3-3
Bilhan H, Geckili O, Sulun T, Bilgin T.A quality-of-life comparison between self-aligning and ball attachment systems for 2-implant-retained mandibular overdentures. J Oral Implantol 2011;37:167-173.

P.50　表2-3-7
Krennmair G, Sütö D, Seemann R, Piehslinger E.Removable four implant-supported mandibular overdentures rigidly retained with telescopic crowns or milled bars: a 3-year prospective study. Clin Oral Implants Res 2012;23(4):481-488.

ELsyad MA. Prosthetic aspects and patient satisfaction with resilient liner and clip attachments for bar- and implant-retained mandibular overdentures: a 3-year randomized clinical study. Int J Prosthodont 2012; 25(2):148-156.

P.51　図2-3-3
Kreisler M, Behneke N, Behneke A, d'Hoedt B.Residual ridge resorption in the edentulous maxilla in patients with implant-supported mandibular overdentures: an 8-year retrospective study. Int J Prosthodont 2003; 16(3):295-300.

P.52　表2-3-9
Bayer S, Komor N, Kramer A, Albrecht D, Mericske-Stern R, Enkling N. Retention force of plastic clips on implant bars: a randomized controlled trial. Clin Oral Implants Res 2012; 23(12):1377-1384.

3章　参考文献

3章 1

P.54　表3-1-1、表3-1-2、表3-1-3
Mumcu E, Bilhan H, Geckili O. The effect of attachment type and implant number on satisfaction and quality of life of mandibular implant-retained overdenture wearers. Gerodontology 2012; 29(2):e618-623.

P.56　表3-1-4
Stoker GT, Wismeijer D, van Waas MA. An eight-year follow-up to a randomized clinical trial of aftercare and cost-analysis with three types of mandibular implant-retained overdentures. J Dent Res 2007; 86(3):276-280.

P.57　表3-1-5
Weinlander M, Piehslinger E, Krennmair G. Removable implant-prosthodontic rehabilitation of the edentulous mandible: five-year results of different prosthetic anchorage concepts. Int J Oral Maxillofac Implants 2010; 25(3):589-597.

3章 2

P.59　図3-2-2、図3-2-3、図3-2-4、3-2-11
川原春幸，人見宗司，和田弘毅，堤 嵩詞，松尾郁哉，大谷博之，菅波茂夫，佐伯重和，五老海輝一．高弾性プラスチック Biotron-R 応用の PET クラウン 多相構造機能性テレスコープクラウン．補綴臨床 1985; 18(3): 342-361.

3章 3

P.66　図3-3-1、図3-3-2、図3-3-3
Wismeijer D, van Waas MA, Mulder J, Vermeeren JI, Kalk W. Clinical and radiological results of patients treated with three treatment modalities for overdentures on implants of the ITI Dental Implant System. A randomized controlled clinical trial. Clin Oral Implants Res 1999; 10(4):297-306.

P.66　表3-3-1、表3-3-2
Mombelli A, van Oosten MA, Schurch E Jr, Land NP. The microbiota associated with successful or failing osseointegrated titanium implants. Oral Microbiol Immunol 1987; 2(4):145-151.

インプラントオーバーデンチャーのリペア防止のためのキーワード

PAI（Posterior Area Index）

　パノラマX線写真を用いて、下顎骨の吸収傾向を判断するためにWrightら(1998年)によって考案された、パノラマX線写真によって臼歯部における残存顎堤の面積（X）と、吸収による影響を受けていない骨の面積（Y）とを比較する比例測定法。術前と術後のPAIの変化を比較することで、下顎臼歯部の顎堤の吸収を比較することができる。多くの研究にこのPAIが用いられている。【1章1-P11】

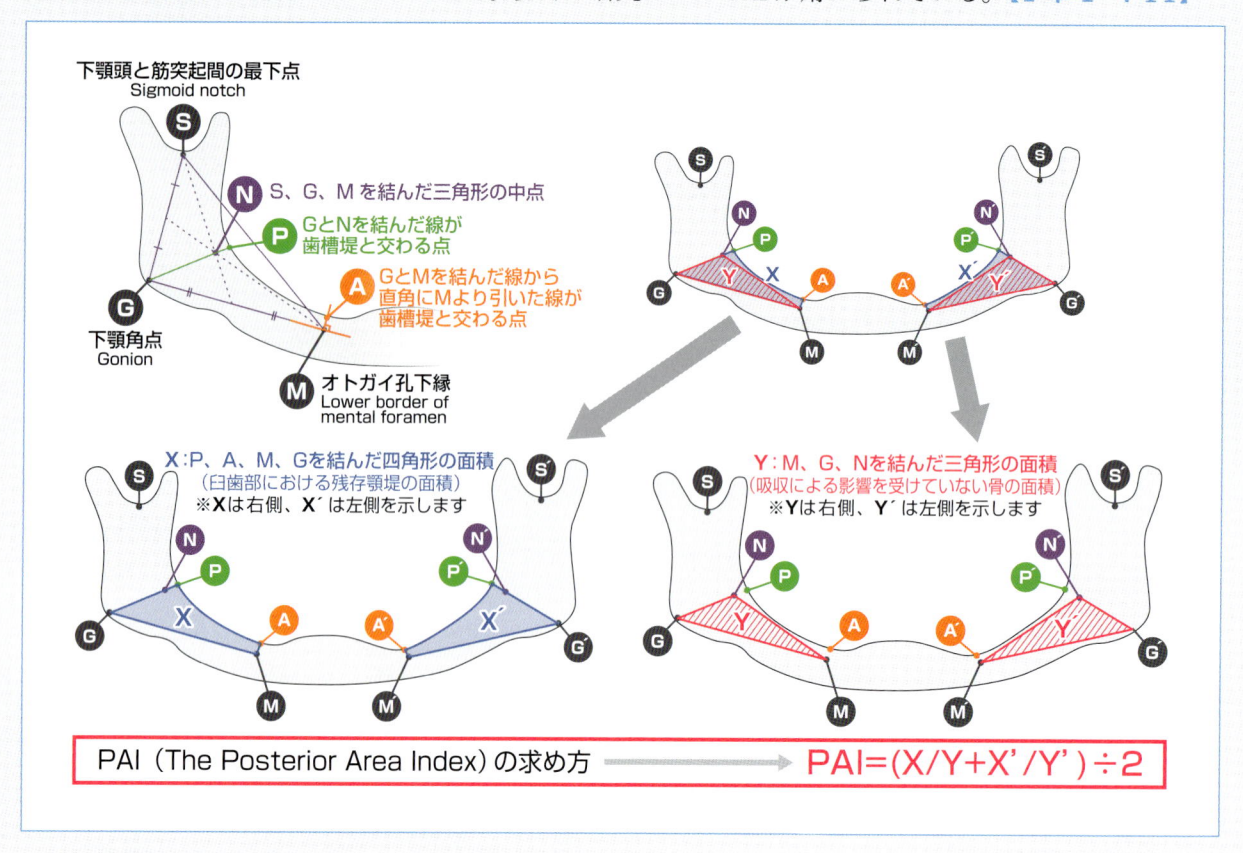

下顎頭と筋突起間の最下点 Sigmoid notch
S、G、Mを結んだ三角形の中点
GとNを結んだ線が歯槽堤と交わる点
GとMを結んだ線から直角にMより引いた線が歯槽堤と交わる点
下顎角点 Gonion
オトガイ孔下縁 Lower border of mental foramen

X：P、A、M、Gを結んだ四角形の面積
（臼歯部における残存顎堤の面積）
※Xは右側、X´は左側を示します

Y：M、G、Nを結んだ三角形の面積
（吸収による影響を受けていない骨の面積）
※Yは右側、Y´は左側を示します

PAI（The Posterior Area Index）の求め方　→　$PAI = (X/Y + X'/Y') \div 2$

ケリーのコンビネーションシンドローム　Kelly's combination syndrome

　1972年、Kelly Eが提唱した概念である。Kellyは、無歯顎の上顎部に総義歯が装着され、下顎部に前歯のみ残存している症例において生じる、特徴的な生物学的合併症についてまとめた。それは、上顎口蓋部の過角化、下顎前歯の挺出、下顎骨臼歯部の骨吸収、前歯部上顎骨の萎縮などである。IODにおいても、下顎前歯部に埋入されたインプラント体によって、前歯部上顎骨が突き上げられ、前歯部上顎骨の萎縮が認められている。
【1章1-P13】

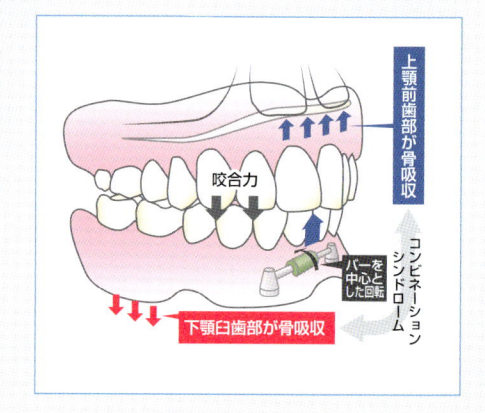

上顎前歯部が骨吸収
咬合力
バーを中心とした回転
コンビネーションシンドローム
下顎臼歯部が骨吸収

バークリップアタッチメント bar-clip attachment

ほとんどのバーの材質は金合金製であり、アバットメントや上部構造物に鑞着され固定される。バーの断面形状は、円形、ドルダーバー (Dolder bar) の卵円形と parallel wall 型、Hader bar 型に大きく分類される。バーアタッチメントは、機能から Rigid（固定、bar unit）型と Resilient(回転許容、bar joint) 型に分類され、Rigid 型は義歯の動きや回転を抑制するバーとクリップの形状であり、Resilient 型は義歯の回転を許容する形状である。

クリップはチタン製、金合金製、プラスチック製など材質による選択が可能である。【2 章 2- P40】

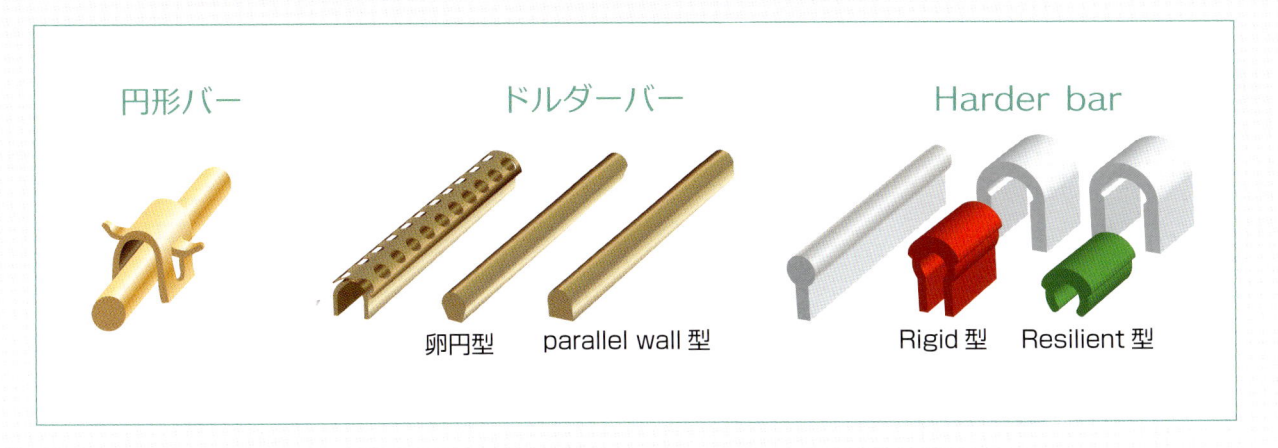

円形バー　　　ドルダーバー　　　Harder bar
　　　　　卵円型　parallel wall 型　Rigid 型　Resilient 型

磁性アタッチメント magnetic attachment

義歯内のマトリックス内に磁性構造体を擁することで、インプラント側のキーパーと固定される。磁性構造体は、ヨークといわれる磁性ステンレスに覆われて、唾液内の塩化物と反応したり、酸化物となり錆を生じ、磁力が低下しないようにしている。平坦な形態では義歯の動きや回転を生じやすいため、ドーム状のものが提供されている。

バークリップ、ボール、ロケーターアタッチメントと比べると、500g 以下の弱い維持力を有する。前歯部のみの配置では義歯の動きが大きく生じるために、臼歯部も含めた配置でインプラント体の本数を 4 本以上に増やすことで、アタッチメントの疲労や摩耗を少なくできる。

ただし、田中譲治先生（千葉県開業）のご教示によると、海外では開磁路タイプが多く用いられ維持力の弱い報告が多いが、国内では閉磁路タイプの磁性アタッチメントが主に用いられているため、約 700g の維持力が得られる。【2 章 2- P43】

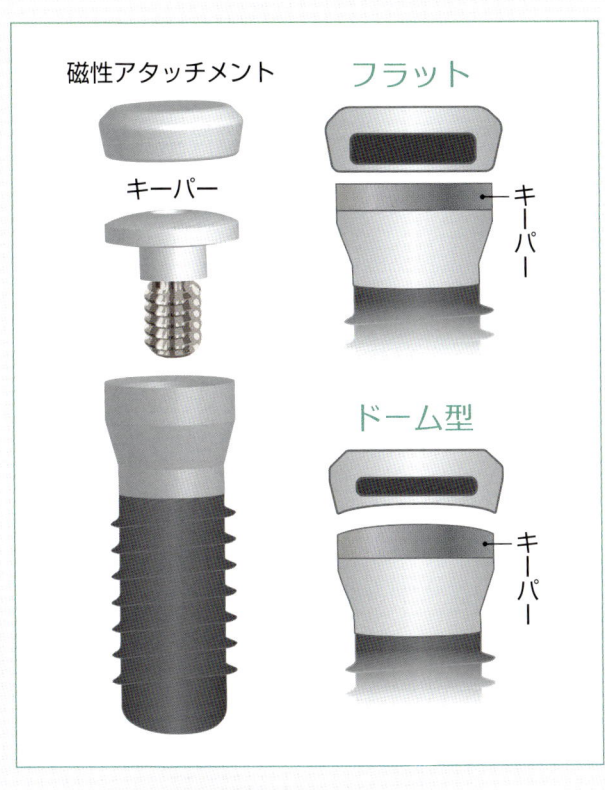

磁性アタッチメント　フラット
キーパー　　　　　　　キーパー
　　　　　　　　　　　ドーム型
　　　　　　　　　　　キーパー

インプラントオーバーデンチャーのリペア防止のためのキーワード

75

スタッドアタッチメント stud attachment

パトリックス（オス部）とマトリックス（義歯内のメス部）によって構成されている。多くは、インプラント体に単独で装着されて、維持力を発揮するが、バーの上にパトリックスを鑞着するなどの複合型アタッチメントの維持部として用いられることもある。大きく、ボールアタッチメントとロケーターアタッチメントに分類される。また、適用する際には、インプラント間に相互平行性を保つことが重要である。【1章3- P22】

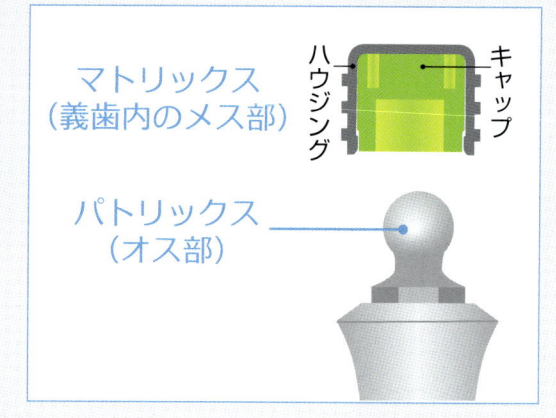

マトリックス（義歯内のメス部）
ハウジング
キャップ
パトリックス（オス部）

ボールアタッチメント ball/o-ring, ball/socket attachment

ボール状のアバットメント（パトリックス）に、各種のマトリックス（O-ring、ゴールドキャップ、チタンキャップ、プラスチックキャップ）が対応して維持力を発揮する。【2章2- P40】

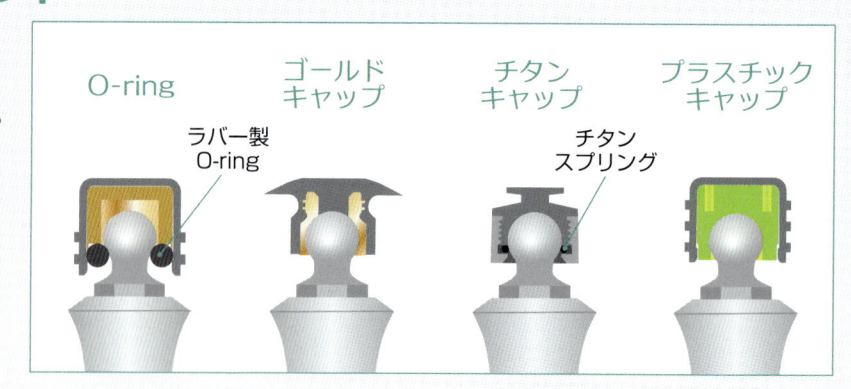

O-ring　　ゴールドキャップ　　チタンキャップ　　プラスチックキャップ

ラバー製O-ring　　チタンスプリング

ロケーターアタッチメント locator attachment

フラットな形態のアタッチメントであり、対合歯列とのクリアランスが少ない症例においても、強い維持力を発揮できる。また、金属製ハウジング内のプラスチック製維持部を交換することで、症例に合わせた維持力を選択できる。プラスチック製維持部が疲労した場合は交換を要するが、交換専用の道具が用意されており、簡便に交換できる。【2章2- P45、2章3- P49】

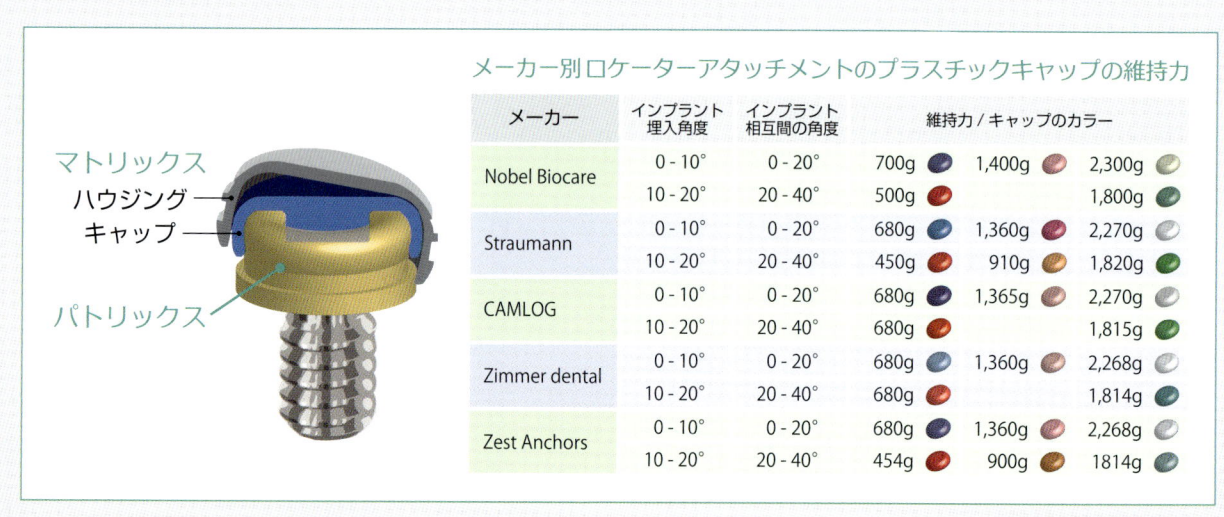

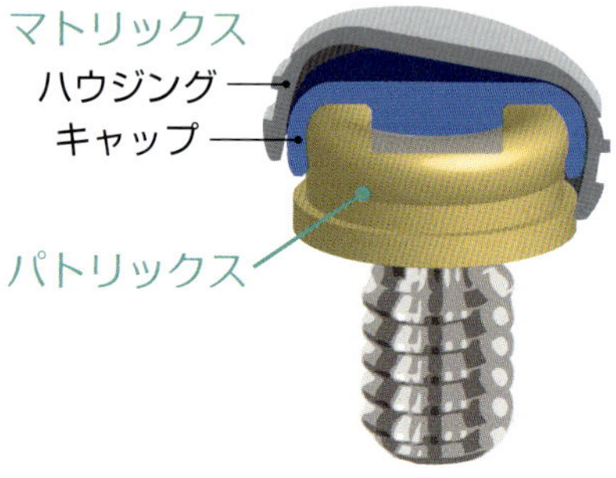

マトリックス
ハウジング
キャップ
パトリックス

メーカー別ロケーターアタッチメントのプラスチックキャップの維持力

メーカー	インプラント埋入角度	インプラント相互間の角度	維持力 / キャップのカラー		
Nobel Biocare	0 - 10°	0 - 20°	700g	1,400g	2,300g
	10 - 20°	20 - 40°	500g		1,800g
Straumann	0 - 10°	0 - 20°	680g	1,360g	2,270g
	10 - 20°	20 - 40°	450g	910g	1,820g
CAMLOG	0 - 10°	0 - 20°	680g	1,365g	2,270g
	10 - 20°	20 - 40°	680g		1,815g
Zimmer dental	0 - 10°	0 - 20°	680g	1,360g	2,268g
	10 - 20°	20 - 40°	680g		1,814g
Zest Anchors	0 - 10°	0 - 20°	680g	1,360g	2,268g
	10 - 20°	20 - 40°	454g	900g	1814g

milled（ミル成形）バーアタッチメント milled bar attachment

　4～6度の傾斜をもったバー部と、それに対応した義歯内の金属製内冠から成り、両者の間に生じる摩擦力によって維持力を発揮する。バーの高さや長さの違いによって維持力が異なり、規定の維持力を付与しにくいが、4本インプラント体支持のmilledバーアタッチメントにおいては、2～4本インプラント体支持のボールやロケーターアタッチメントに比べて、患者満足度は統計的に有意に高かった（Weinlanderら2010年）。近年、CAD/CAMシステムにて、チタン材を削り出しmilledバーを製作する方法も行われている。【3章1- P57】

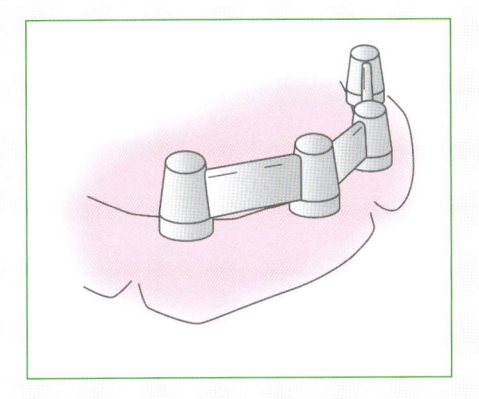

テレスコピックアタッチメント telescopic crowns attachment

　インプラント体に単独で用いられ、約5～6度の傾斜を有する内冠と、それに対応した義歯内の外冠の摩擦力によって維持力が発生する。また、内冠部にアンダーカット（スナップ）を持たせることで、維持力を強化することができる。【3章2- P58】

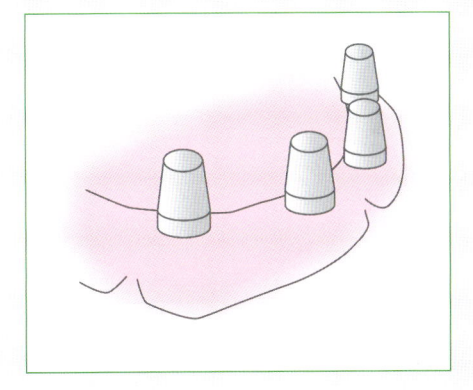

ソフトアタッチメント soft-attachment (milled bar/ snap attachment)

　テレスコピッククラウンやmilledバーの内冠にアンダーカット（スナップ）を設け、外冠のそれに嵌合する突出部にソフトアタッチメントを使用することで、適正な維持力を経時的に維持することができるようになる。大阪歯科大学理工学教室（当時、川原春幸教授）、和田精密歯研社によって開発された。

　本製品は、維持力の調整や修理も容易であり、milledバーと組み合わせたIOD（バーソフトアタッチメントIOD）は本書にて、リペアのほとんど必要ない、より患者満足度の高いIODとして提案されている。【3章2- P58】

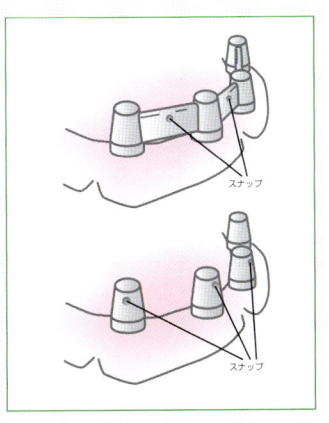

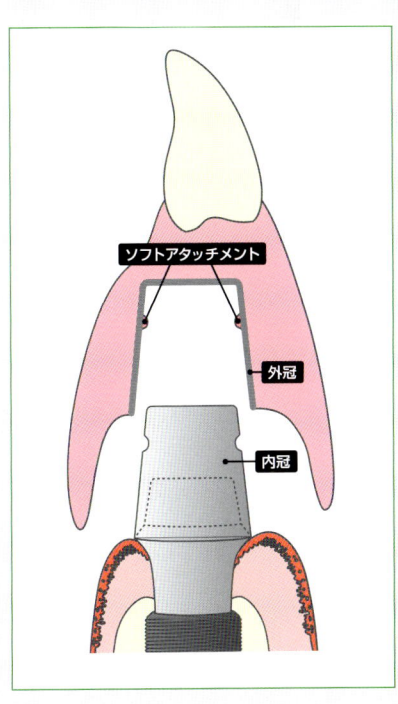

インプラントオーバーデンチャーのリペア防止のためのキーワード

あとがき

　総義歯（特に下顎）を装着している患者さんには、義歯が動いてしまう、繊維質や硬い食べ物を噛み切れないという不満を持っている方が多いです。長い間総義歯を使用していたなどの理由で、骨吸収が進行した患者さんに対して、どんなに最良の方法を用いて総義歯を製作したとしても、総義歯の維持力や咬合力などには限界があり、ある意味我慢して使用してもらうしかありません。また、一時的に満足のいく義歯を製作することができたとしても、経時的に顎堤は吸収してしまうので、次第に義歯が合わなくなり、さらに条件が厳しくなってしまいます。

　総義歯を装着している患者さんに対して、インプラントオーバーデンチャー（以下 IOD）を製作すれば、義歯の維持力や咬合力が増し、さらに床縁を小さくすることができるため、患者さんは満足してくれます。IOD を装着することによって、残存顎堤の吸収を抑制してくれるという報告もあります。

　しかし、本書に書いてあるとおり、IOD にはインプラント固定性ブリッジに比べ、さまざまな合併症があり、トラブルが起きず、長期安定して使用していくということはとても難しくなります。患者さんにとっては、手術を受け、高い費用を支払っているので、それらのトラブルに対して寛容ではありません。もしかすると、老人ホームなどに入所し、通院することができなくなり、術者が自分でメインテナンスや修理をすることができなくなってしまうかもしれません。

　インプラント体やアタッチメントには、多くの種類が存在していますが、その中で、より合併症のリスクの少ないものを選択していくべきです。私はまだ臨床年数は短いのですが、複数種類の IOD の症例を経験してきました。私が IOD の治療を始めたときには、勤務先の石川歯科医院ですでにバーソフトアタッチメント IOD を行っていたので、現在のところ自分が行った IOD の症例に関しては、トラブルはありません。しかし、クリップの脱離の修理、マトリックスやマグネットの交換、義歯床のアタッチメント部での破折の修理などさまざまな IOD の合併症の対処を行う経験をしました。チェアサイドでの IOD の修理は複雑で、さらにそれを今後、高齢者の患者さんに対して訪問歯科などの限られた環境下でも行っていけるのだろうかと不安に思いました。

　これからも高齢者が増えていくにあたり、経済的な理由や骨吸収が進行し、侵襲性の高い骨造成術を併用できないなどの身体的な理由で、インプラント固定性ブリッジを行うことができない患者さんに対して、IOD はとても有用で需要のある治療法だと思います。なるべくリペアが少なく、患者満足度の高い IOD を製作することが重要になります。そのために、本書がこれから IOD を始める方も含め、多くの方にご一読いただき、日常臨床の一助となれば幸いです。

　最後に、いつも優しく的確なアドバイスをくれる石川歯科医院の院長の石川修二先生、未熟な私を叱咤激励しながら見守ってくれている共著者である石川高行先生、日常臨床の中でいつもサポートしてくれる石川歯科医院のスタッフの方達に感謝の意を表したいと思います。

2013 年 8 月吉日

山森翔太

著者略歴

石川高行 Takayuki Ishikawa

1990年　東京都立国立高等学校卒業
1997年　東北大学歯学部卒業
2002年　東京医科歯科大学 顎顔面外科学講座大学院卒業
2006年〜 東京医科歯科大学大学院 医歯学総合研究科 顎関節咬合学講座 非常勤講師
2006年〜 医療法人修順会 石川歯科医院勤務

山森翔太 Shota Yamamori

2000年　愛知県立旭野高等学校卒業
2006年　東京医科歯科大学 歯学部卒業
2008年〜 医療法人修順会 石川歯科医院勤務

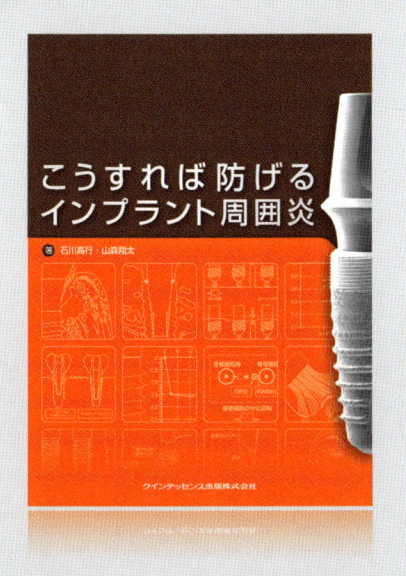

著書
こうすれば防げる
インプラント周囲炎
2012年 10月
石川高行・山森翔太 著

クインテッセンス出版の書籍・雑誌は、歯学書専用通販サイト『歯学書.COM』にてご購入いただけます。

PCからのアクセスは…
歯学書　検索

携帯電話からのアクセスは…
QRコードからモバイルサイトへ

こうすれば防げるインプラントオーバーデンチャーのリペア

2013年10月10日　第1版第1刷発行

著　　者　石川　高行／山森　翔太
　　　　　いしかわ　たかゆき　やまもり　しょうた

発 行 人　佐々木　一高

発 行 所　クインテッセンス出版株式会社
　　　　　東京都文京区本郷3丁目2番6号　〒113-0033
　　　　　クイントハウスビル　電話（03）5842-2270（代表）
　　　　　　　　　　　　　　　　　 （03）5842-2272（営業部）
　　　　　　　　　　　　　　　　　 （03）5842-2276（QDI編集部）
　　　　　web page address　http://www.quint-j.co.jp/

印刷・製本　サン美術印刷株式会社

Ⓒ2013　クインテッセンス出版株式会社　　　　　禁無断転載・複写
Printed in Japan　　　　　　　　　　　　　　　落丁本・乱丁本はお取り替えします
　　　　　　　　　　　　　　　　　　　ISBN978-4-7812-0337-9　C3047

定価はカバーに表示してあります